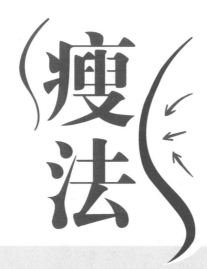

给寻找答案的人

孙文善　程晓云 —— 主编

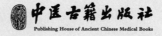

图书在版编目（CIP）数据

瘦法：给寻找答案的人 / 孙文善, 程晓云主编. —北京：中医古籍出版社, 2024.5
ISBN 978-7-5152-2779-5

Ⅰ.①瘦… Ⅱ.①孙…②程… Ⅲ.①减肥—方法 Ⅳ.①R161

中国国家版本馆CIP数据核字（2023）第221022号

瘦法：给寻找答案的人

孙文善　程晓云　主编

策划编辑	杜杰慧
责任编辑	张雅娣
封面设计	蔡　慧
出版发行	中医古籍出版社
社　　址	北京市东城区东直门内南小街16号（100700）
电　　话	010-64089446（总编室）010-64002949（发行部）
网　　址	www.zhongyiguji.com.cn
印　　刷	北京市泰锐印刷有限责任公司
开　　本	710mm×1000mm　1/16
印　　张	14.75
字　　数	152千字
版　　次	2024年5月第1版　2024年5月第1次印刷
书　　号	ISBN 978-7-5152-2779-5
定　　价	68.00元

编委会

主　　编　孙文善　程晓云

副 主 编　杜　磊　冉津川　刘广鹏　付庆元
　　　　　宋　霞　孙小序　卜　乐

编写人员（排名不分先后）
　　　　　卜　乐　王光远　王　璐　冉津川
　　　　　许益聘　孙文善　孙小序　陈海冰
　　　　　苏莉莉　张曼娜　杜　磊　贾许杨
　　　　　程　解　谭吉勇　谭展扬

主　　审　曲　伸　朱江帆　王彦青

关于减肥，我们有太多的困惑

每次肥胖专病门诊开诊，总有大量的减肥者带着满满的困惑进来。他们在说完主要的诉求"减肥"之后，就开始反客为主了。

——医生，您说我这减肥还有救吗？

——我用了节食、运动、打针、泻药、轻断食，为啥都不起作用呢？

——一次次减肥，一次次反弹，我都快崩溃了。

——医生，我都做过2次手术了，我还想做第3次，你看怎么样？

——医生，我减肥应该忌口吗？管不住嘴怎么办？

——我是下定决心减肥的，可是我太忙了，减了好几次都放弃了，你看怎么办？

——医生，有什么办法可以减得快一点……

身体的美丽和健康是每个人都所期盼的，好的身材不仅能够给人舒适的感觉而且能够增加自信。但是，在追求美丽的过程中，由于对减肥认识的不足、方法不正确以及环境所限导致减肥中充满了痛苦、困惑和失去信心，最终以失败而告终。

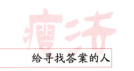

给寻找答案的人

有人寄希望于灵丹妙药。在不断减肥的过程中，一直不断地寻找和尝试不同的方法，但都持续时间不久。一旦发现在短期时间内没有效果，就立刻放弃，另寻他途，我把这类人称之为"减肥的狂热者"。还有一类人，天天喊着要减肥，但是行动动力不足，今天少吃一顿饭，明天喝个蔬菜汤，后天跑了2个小时，工作或生活一忙，减肥就搁置了，这类人我称之为"减肥爱好者"。减肥的狂热者和减肥爱好者都是不会成功的，因为他们不仅没有合适的减肥方式，更重要的是没有正确的减肥思维，是非理性的减肥。

吃喝与减肥是当今时代的两大主题。我们生活在物质丰富的年代，各类广告的诱惑，让你的体重快速上升，体型迅速走形，另一方面这个时代又以瘦为美，要求你不断寻求减肥之道。一方面让你吃得痛快，又告诉你减肥的必要性，让你在畅吃畅喝之后，陷入深深的自责。

你的身体就这样备受折磨。

吃喝是容易的，也不需要什么方法技巧，只要有食欲就可以享受了。减肥却不然，信息爆炸的年代，如果你想减肥，你会陷入减肥方式和方法的海洋。从生活交谈中，在移动媒体、网络、街头广告、便利店里，到处都是减肥相关的知识，大街小巷到处都是减肥瘦身机构，仿佛人人只要开店，就能成为减肥专家似的。许多人迈进了各种减肥机构的大门，尝试了各种的减肥方式，经历了多次的减肥失败，仍然没能"修成正果"。

减肥的困难可以归纳为3个。第一个困难是对肥胖认识的差异，究竟什么是肥胖？减肥者大多是以自己的感觉为标准，而从医学上来讲，肥胖又是另外一个标准，这导致了减肥者的困惑，我自认为胖，想减肥，而医生说我不胖，既不给我药物也不给我打针，我究竟应该怎么办？第二个困难是减肥专业机构的缺失，究竟到哪里去减肥，自己减？医院减？减肥店？健身房？似乎都可以去，又似乎都不太合适。找不到适合自己的减肥机构，往往根据广告、朋友介绍推荐来选择；第三个困难是减肥者大多急于求成，非常希望在少吃一顿饭，跑了一次步或做了一次治疗后，马上就能看到效果，如果没有效果，一般就失去信心放弃了。有的人开始也能坚持，但是后来发现体重有所反弹或波动，同样失去信心，终止了减肥，重新回到了原来的生活习惯上，当然接踵而来的就是体重的恢复。

减肥是一个综合性的工程，涉及饮食、运动、心理、医学、管理等方面，任何单一的手段都不可能达到成功减肥的目的，所以在减肥时要全盘考虑，而不是依靠单一的治疗。整个减肥过程的核心，不是减肥的方法，也不是减肥的诀窍或灵丹妙药，而是如何认识减肥，如何思考减肥，这个问题无论是对从事减肥专业的人员还是减肥者都是需要深入思考的。在对待肥胖的问题上，要解决对肥胖的认识和减肥的误区；在减肥的策略上，要根据不同的肥胖人群制定不同的策略；在减肥方法的选择上，要因人而异制订切实可行的方法。

只有拨开迷雾，你才能发现成功之路。减肥成功的前提，是要扫清减肥路上的问题，减肥者自己要对肥胖以及减肥有一个相对清楚的认识。减肥不是简单地"少吃多动"和"忍耐坚持"，也不存在灵丹妙药和快速减肥法。如果认识不清，这些问题就会成为减肥过程中的障碍，减肥者将会不知所措，或者只能消极应对，最终难以达到满意的减肥效果。

本书从现代医学、中医埋线、外科减重、饮食指导、运动、心理等方面，分类解答了减肥者在减肥过程中最常见的问题和困惑。减肥者一方面可以提高对减肥的认识，另一方面在减肥时可以根据自己的问题，找到相应的解决方案。

本书编撰的初衷是解答减肥者在减肥过程中的困惑，并非一般的操作手册，所以可以协助减肥者少走弯路，顺利减肥。由于本书涉及面广，难以涵盖减肥者所有的问题，同时由各个专业的人员共同编写，错误之处在所难免，还望读者和同道批评指正。

孙文善
2022 年 7 月 2 日

目录

基础篇

01 我想减肥，看到有很多减肥的方式，该如何选择？ / 002
02 减肥的分量能否保证？ / 003
03 我想知道什么是最好的减肥方式？ / 004
04 不打针、不吃药、不手术、不节食、不运动的减肥方式存在吗？ / 004
05 减重和减肥不是一回事吗？ / 005
06 单纯节食是减肥还是减重？ / 005
07 我听说手术减肥最快，我能不能做减肥手术？ / 006
08 我想了解科学减肥的流程是什么？ / 007
09 我想快点儿减下来，有没有什么快速的减肥方案？ / 007
10 医院减肥和外面的美容机构减肥有什么不同？ / 008
11 我 BMI 35kg/m²，但是不想手术，有什么其他办法？ / 009
12 我试了很多方法，都减不下去，是怎么回事？ / 009
13 为什么我的同事用了这个减肥方式都减下来了，怎么只有我减不下来呢？ / 009
14 我每次减肥都严格要求自己，但是都无法坚持太久，为什么？ / 010
15 我不吃东西可不行，有没有不控制饮食的减肥方法？ / 010
16 我听说减肥期间很多东西不能吃，对吗？ / 011
17 我想减得快一点，减得多一点，可以吗？ / 011
18 疫情期间，我的减肥计划经常被打乱，应该怎么办？ / 012

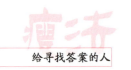

给寻找答案的人

医药篇

01 如果我遵从减肥的规律，按照科学的减肥方式减肥，体重可以减多少？/ 016
02 我只想减减肥，为什么医生让我做这么多检查？/ 016
03 为了快速减肥，我可以服用减肥药物吗？/ 017
04 我觉得减肥很痛苦，如果不减肥，可能会发生什么？/ 017
05 我身体肥胖，体检发现我有脂肪肝，脂肪肝有什么危害？/ 019
06 肥胖不就是吃得多动得少吗，还能有什么其他原因？/ 020
07 我父母肥胖，是否我就容易肥胖？/ 020
08 为什么我一吃就发胖，不吃也不瘦呢？/ 020
09 除了吃得多动得少，还有什么原因导致我肥胖了？/ 021
10 工作任务重，经常加班，医生说是工作压力肥胖，我应该怎么办？/ 021
11 熬夜也会导致肥胖吗？/ 022
12 为什么说女性青春期肥胖是正常的无须刻意减肥？/ 023
13 如何避免流产或生育后身体发胖？/ 023
14 病愈与手术之后，为什么身体会发胖？/ 024
15 中年发福身体肥胖甚至有点啤酒肚，应该注意什么？/ 024
16 新型冠状病毒肺炎对肥胖有什么影响？/ 025
17 我是单纯性肥胖还是继发性肥胖？/ 026
18 如果怀疑是继发性肥胖，该做哪些检查？/ 027
19 我一直在服用药物，有人说我是吃药造成的肥胖，吃药会引起肥胖吗？/ 027
20 减肥之前需要进行哪些基本评估？/ 028
21 在减肥之前我需要进行哪些检查？/ 028
22 我不做检查可以直接减肥吗？/ 029
23 进行减肥相关检查之前我要空腹吗？/ 029
24 糖耐量试验应该如何做好准备？/ 030
25 儿童肥胖也需要做检查吗，做哪些检查？/ 030

目录

26 从身体表面来看，与疾病相关的肥胖有哪些异常表现？/ 031

27 医生说，肥胖还可以按照颜色分类，我怎么知道自己是什么颜色的胖子呢？/ 032

28 我家孩子肥胖，特能吃东西，而且很容易饿，医生说是"黑棘皮病"，怎么办？/ 033

29 目前的减重治疗药物有哪些？药物减肥安全吗？/ 033

30 服用奥利司他后是否就可以不控制饮食了？/ 035

31 服用奥利司他多久见效？/ 035

32 服用奥利司他后没有出现排油的情况，是没有效果吗？/ 035

33 我想减肥，为什么医生给我开了治疗糖尿病的二甲双胍？/ 035

34 减肥时，医生给我开了很多保肝的药，这是为什么？/ 036

35 医生给我开了天天打针的减肥药，那是胰岛素吗？会不会产生依赖？/ 037

36 我打完了利拉鲁肽，一点也不想吃饭，怎么办？/ 037

37 我减肥期间服用了二甲双胍，感觉到恶心呕吐，怎么办？/ 037

38 我服用泻药减肥，体重可以快速下降，但这样做会有什么危害吗？/ 038

39 儿童肥胖如何减肥？/ 038

40 孩子发胖，除了体型外，做父母的还应该注意哪些身体改变？/ 039

41 孩子肥胖需要减肥，家长应如何积极配合？/ 040

42 孩子多吃素食，有助于减肥吗？/ 040

43 我身体发胖，会不会是服用药物引起的呢？/ 041

44 女性下半身容易发胖，应该怎么办？/ 041

45 我去减肥，医生说我是多囊卵巢综合征，这和减肥有什么关系？/ 042

46 我只想减肥，如果不治疗多囊卵巢综合征会有什么后果？/ 042

47 减重有助于治疗多囊卵巢综合征吗？/ 043

48 我属于肥胖型多囊卵巢综合征患者，减肥后发现"痘痘"也少了，这和减肥有关吗？/ 043

49 医生说我的肥胖与多囊卵巢综合征有关，在生活方式上有特别的注意事项

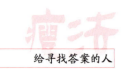

吗？/ 043

50　减肥过程中为什么老是痛风发作，怎么预防？/ 044

51　我肥胖还伴有痛风高尿酸血症，可不可以采用生酮饮食减肥？/ 045

52　肥胖合并痛风高尿酸血症的患者是不是只能吃素？/ 045

53　我身体肥胖，还有痛风高尿酸血症，运动时有哪些注意点？/ 045

手术篇

01　我听别人说，手术减肥就是切胃，这是真的吗？/ 048

02　我听说对于病态肥胖，手术是目前最有效的治疗方法，是这样吗？/ 048

03　除了俗话说的"切胃"之外，手术减肥还有哪些方式呢？/ 049

04　"切胃减肥"是不是把胃切了，然后我就吃不下东西，所以就瘦了，对吗？/ 049

05　最常使用的减肥手术方式是什么？/ 049

06　手术减肥就是抽脂吗？/ 050

07　都是为了减肥，袖状胃切除术和抽脂手术有什么不同呢？/ 051

08　什么情况下才需要手术减肥？/ 051

09　像我这样重度肥胖的人，做手术的人多吗？/ 051

10　我不想手术，但医生告诉我手术对我来说是最好的治疗方式，为什么呢？/ 052

11　我想手术，让身材更苗条一些，但医生告诉我达不到手术标准，为什么呢？/ 052

12　减重代谢手术需要住院吗？住院需要多久？/ 053

13　我正准备怀孕，请问做手术后影响怀孕吗？/ 053

14　减重代谢手术对肥胖导致的不孕不育有治疗作用吗？/ 053

15　我想通过手术减肥，但是我的家人不同意怎么办？/ 053

16　我来医院接受手术期间需要家人陪同吗？/ 054

17　做完手术后可以运动吗？/ 054

18　减重代谢手术后多久可以上班？/ 054

19　我身体肥胖并伴有糖尿病，减重代谢手术适合我吗？/ 055

目录

20 肥胖并伴有糖尿病的患者，做完手术后有哪些好处呢？/ 055

21 我身体肥胖同时患有高血压，做减重代谢手术对我的高血压有好处吗？/ 056

22 减重代谢手术需要全身麻醉吗？/ 056

23 做减重代谢手术需要灌肠吗？/ 056

24 整个减重代谢手术过程要多久？/ 057

25 减重代谢手术切除的胃组织还能再长出来吗？/ 057

26 据说做减重代谢手术要用到的吻合钉，手术后还要取出来吗？吻合钉在体内会有什么不好的影响吗？/ 057

27 减重代谢手术留在体内的吻合钉是什么材料？做磁共振检查有影响吗？/ 058

28 我70多岁了，还能做减重代谢手术吗？这个手术有年龄限制吗？/ 058

29 长期抽烟的人，能做减重代谢手术吗？/ 058

30 我以前做过胃肠道手术，还能做减重代谢手术吗？/ 059

31 肥胖患者合并胃溃疡，可以做减重代谢手术吗？/ 059

32 对于女性来说，做减重代谢手术需不需要避开月经期？/ 059

33 肥胖孕妇可以做减重代谢手术吗？/ 059

34 肥胖儿童可以做减重代谢手术吗？/ 060

35 采用袖状胃切除术减肥，切除的胃组织大约占比多少？/ 060

36 袖状胃切除术，切除的胃组织去哪里了？/ 060

37 减重代谢手术术前检查的意义是什么？/ 060

38 减重代谢手术可以治疗多囊卵巢综合征吗？/ 060

39 减重代谢手术可以治疗黑棘皮病吗？/ 061

40 减重代谢手术对男性性功能有影响吗？/ 061

41 减重代谢手术可以治疗脂肪性肝损伤吗？/ 061

42 手术之所以能减肥，是因为术后吃的东西少了吗？/ 061

43 通过手术减肥，还需要联合其他减肥手段吗？/ 062

44 手术减肥，好好的胃为什么要切掉那么多呢？/ 062

45 我肥胖并患有糖尿病，是不是等药物治疗控制不佳时再选择手术比较合适？/ 062

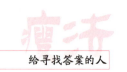

给寻找答案的人

46 手术减重效果如何？/ 063
47 肥胖达到一定标准，都能通过手术进行减肥吗？/ 063
48 手术减肥后我能瘦多少斤？/ 064
49 手术减肥后会反弹吗？/ 064
50 手术减肥，是不是可以一劳永逸了？/ 064
51 减重代谢手术后体重反弹怎么办？/ 065
52 手术减肥，术后多久体重可以降下来？/ 065
53 手术减肥要切除一部分胃，听起来很可怕哦，会不会对身体造成不良影响？/ 065
54 减重代谢手术远期看对身体有什么危害吗？/ 065
55 减重代谢手术会导致胃癌发病率升高吗？/ 066
56 手术减重会有疤痕吗？/ 066
57 减重代谢手术对身体有什么不良影响吗？/ 066
58 减重代谢手术对大便有影响吗？/ 067
59 手术后皮肤会松弛吗？/ 067
60 减重代谢手术有什么风险吗？/ 067
61 减重代谢手术影响寿命吗？/ 068
62 我已经决定行减重代谢手术治疗，术前采用其他手段减轻体重有什么意义吗？/ 068
63 如果我决定做手术减肥，需要做哪些准备呢？/ 068
64 我马上要手术，现在担心、焦虑甚至失眠怎么办？/ 069
65 我已经准备做减重代谢手术，术前我能吃东西吗？/ 069
66 手术前为什么让我进行吹气球？/ 069
67 做减重代谢手术，术后多久可以下床活动？/ 069
68 做减重代谢手术，术后多久我可以进食？/ 070
69 我经常出差，做减重代谢手术后我还能坐飞机吗？/ 070
70 减重代谢手术术后会痛吗？/ 070
71 减重代谢手术术后多久需要复查？/ 070
72 我做了减重代谢手术后，还可以饮酒吗？/ 071

73 我做了减重代谢手术后，还能进行高强度运动或重体力劳动吗？/ 071

74 减重代谢手术术后要补充营养吗？/ 071

75 我做了减重代谢手术后，还可以接种新型冠状病毒疫苗吗？/ 072

76 减重代谢手术后进食有什么注意事项？/ 072

77 我做了袖状胃切除术后，还能做胃镜检查吗？/ 072

78 手术后可以喝咖啡吗？/ 072

79 手术后反酸、烧心怎么办？/ 073

80 我身体肥胖伴有糖尿病，在减重代谢手术出院后，还需要药物治疗吗？/ 073

81 减重代谢手术后，我还需要补钙吗？/ 073

82 手术后需要拆线吗？多久拆线？/ 073

83 减重代谢手术后多久来复查？主要查哪些项目？/ 074

埋线篇

01 什么是埋线减肥？/ 076

02 埋线减肥的原理是什么？/ 076

03 埋线 1 次可以瘦多少斤？/ 077

04 埋线减肥是手术吗？/ 077

05 埋线是埋的什么线呢？有药物吗？/ 077

06 埋线材料还需要取出来吗？/ 078

07 埋线材料在体内不取出对身体有什么影响吗？/ 078

08 听说埋线减肥使用蛋白线，什么是蛋白线？/ 078

09 埋线减肥的线体有长有短，在效果上有什么区别吗？/ 079

10 埋线减肥有什么作用？/ 079

11 埋线减肥痛吗？/ 079

12 我想做埋线减肥，但是又担心疼痛，可不可以用点麻药进行止痛呢？/ 080

13 埋线减肥多久做 1 次？/ 080

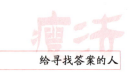

给寻找答案的人

14 在做埋线减肥时,中间因为出差间断了治疗,影响疗效吗? / 081

15 埋线减肥需要做多久? / 081

16 埋线减肥一般维持多长时间? / 081

17 埋线减肥的流程是怎样的? / 082

18 埋线减肥的方案中,除了埋线治疗外,我还需要配合哪些辅助方案? / 083

19 埋线减肥的同时需要配合饮食调整吗? / 084

20 埋线减肥期间如何饮食? / 084

21 埋线减肥成功后,还需要节食吗? / 085

22 埋线减肥有什么感觉? / 085

23 埋线减肥有什么不良反应吗? / 085

24 埋线后可以正常上班吗? / 086

25 埋线减肥影响怀孕吗? / 086

26 埋线减肥会出血吗? / 086

27 月经期间可以埋线减肥吗? / 087

28 哪些人不能做埋线减肥? / 087

29 对于未婚女性,埋线减肥会不会影响生育呢? / 087

30 接种疫苗前后还可以做埋线减肥吗? / 088

31 埋线减肥前,我需要做哪些准备呢? / 088

32 埋线减肥前需要做检查吗? / 088

33 埋线减肥一般需要做哪些检查? / 089

34 我要进行埋线减肥,需要提供哪些基本信息? / 089

35 我就是来做埋线减肥的,为什么还要医生看舌头和搭脉? / 090

36 每次埋线需要花多长时间? / 091

37 埋线减肥需要麻醉吗? / 091

38 埋线减肥用利多卡因乳膏麻醉复杂吗? / 091

39 埋线减肥都是在什么部位埋线? / 091

40 埋线减肥可以埋哪里瘦哪里吗? / 092

目录

41　仅仅通过针灸埋线能否减肥？／092

42　埋线后是否可以随意饮食呢？／092

43　埋线减肥期间忍不住偷吃了东西或暴食怎么办？／093

44　埋线后可能会出现哪些局部反应？／094

45　埋线后，我发现针孔处胶贴的部位有血迹，会有什么问题吗？／095

46　埋线后，我发现埋线的地方有红肿，按上去有点痛，会有什么问题吗？／095

47　埋线后第二天，我发现埋线的地方有一片青紫，会有什么问题吗？／095

48　埋线后，我发现埋线的地方有个硬结，是怎么回事，需要治疗吗？／096

49　我为什么在埋线后感觉到困倦乏力？／096

50　我埋线后为什么感觉一天到晚想睡觉？／096

51　埋线后我发现自己胃口变小了，这是正常现象吗？／097

52　在埋线期间，我发现自己感冒了，还能继续埋线吗？／097

53　埋线减肥后身体酸痛是怎么回事？／097

54　埋线后小腿酸痛是正常的吗？／098

55　埋线减肥后可以活动吗？／098

56　埋线后可以游泳吗？／098

57　埋线减肥的同时可以治疗其他疾病吗？／099

58　埋线减肥可以和减肥药物一起使用吗？／099

59　埋线减肥可以改善便秘、情绪不佳、失眠吗？／099

60　埋线后穴位上的贴片有什么作用？掉了怎么办？／099

61　我为什么埋线后反而更饿了？／100

62　埋线后可以洗澡、蒸桑拿吗？／100

63　埋线多久是一个疗程？／100

64　我想知道埋线治疗多久才可以看到效果呢？／101

65　埋线可以减肥，可以瘦脸吗？／102

66　减肚子为什么要在四肢上扎针？／102

67　埋线减肥时，埋线穴位越多越好吗？／102

009

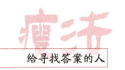

- 68 既然埋线就能瘦下来，为什么还要配合饮食干预？/ 102
- 69 埋线之后，我可以自己控制饮食吗？/ 103
- 70 埋线减肥过程中，为什么需要配合营养饮食？少吃点不就可以了吗？/ 104
- 71 我比较懒惰，我想知道埋线减肥期间我需要运动吗？/ 105
- 72 埋线后多久开始有效果，我埋线后没有任何反应，是不是不适合埋线？/ 105
- 73 埋线减肥的速度多快为好？我每周只减 0.5 ~ 1kg 是否慢了点？/ 105
- 74 我很忙，埋线减肥开始后突然发现没有时间减肥怎么办？/ 106
- 75 我埋线后前几周减肥还是挺快的，为什么最近速度慢下来了？/ 106
- 76 我埋线后体重基本没有下降，昨天称重还长了 0.5kg，这是怎么回事？/ 107
- 77 我不想抽血化验，能否给我直接进行埋线减肥治疗？/ 108
- 78 减肥期间出现了便秘，怎么办？/ 108
- 79 埋线减肥期间月经延期了，怎么回事？/ 109
- 80 埋线减肥期间遇到了应酬怎么办？/ 109
- 81 埋线减肥减下来后会反弹吗？/ 110
- 82 怎样才能尽量避免埋线减肥后的反弹呢？/ 110

营养篇

- 01 在减肥期间，我打针吃药不就行了，为什么还需要营养指导？/ 114
- 02 如果减肥还要控制饮食，人生还有什么乐趣？/ 114
- 03 减肥期间我不要营养指导，自己控制饮食可以吗？/ 115
- 04 怎么吃饭才是均衡饮食？/ 115
- 05 我觉得节食可以减肥，为什么不能用？/ 116
- 06 什么样的饮食算是节食？/ 116
- 07 我发现自己不吃主食就可以减肥，可以不要营养指导吗？/ 117
- 08 营养指导是不是所有人都适用？/ 117
- 09 我应酬很多，营养指导是否有用？会不会影响效果？/ 118

目录

10 吃外卖容易发胖,但是我没办法不吃,应该怎么办? / 118

11 我只吃蔬菜,很少吃肉,为什么还减不下来? / 118

12 我在减肥时,配合使用营养指导的方式减肥,需要多久才能减下来? / 119

13 减肥时的营养指导具体是怎么做呢? / 120

14 营养指导分几个阶段进行? / 120

15 我知道饮食调整在减肥中非常重要,目前常用的减肥饮食方案有哪几种? / 121

16 营养指导结束后会不会反弹?如果反弹了怎么办? / 123

17 我的父母肥胖,我的肥胖是否是遗传原因,是不是很难减? / 123

18 营养指导有没有不良反应?是否安全? / 123

19 我需要做试管婴儿,营养调整对身体有没有影响? / 123

20 我是准备怀孕的,如果在减肥期间怀孕了,对胎儿是否有影响? / 124

21 如果配合营养指导的话,减肥期间的一日三餐怎么吃? / 124

22 减肥期间为啥要限制蔬菜的摄入呢,不是建议肥胖的人少吃肉多吃菜吗? / 124

23 不是说蔬菜热量低吗,为什么我多吃菜反而还胖了? / 125

24 我以前习惯多吃素菜,现在减肥要求多吃荤菜,我不喜欢怎么办? / 125

25 我在月经期间可以使用营养指导的方案吗? / 126

26 在聚餐或应酬时,应该如何选择餐馆? / 126

27 和别人一起吃饭,自己不吃会显得非常尴尬,应该怎么办? / 126

28 在应酬聚餐时,我可以喝少量酒吗? / 127

29 我应酬很多,经常要喝酒怎么办? / 127

30 我应酬喝酒较多,吃了白芸豆粉就没关系了吗? / 128

31 我选用的是低碳饮食方案,但是经常在外就餐,我怎么选择食物? / 128

32 我经常在外边吃,找不到建议的食物怎么办? / 129

33 减肥期间看到各种食品特别诱人,有时会禁不住诱惑怎么办? / 129

34 减肥期间口中无味怎么办,有没有什么可吃的零食? / 129

35 我在低碳减肥期有一些不适感,怎么办? / 130

36 营养指导方案要求每天喝 8 ~ 10 杯水,喝不下那么多怎么办? / 130

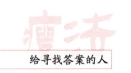

给寻找答案的人

37 减肥期间,我感觉非常饿怎么办? /130

38 零食和水果都不能吃,饿了怎么办,总不能老吃菜吧? /131

39 为什么减肥过程中感到吃不饱的时候强调让我多吃荤菜,而不是多吃蔬菜,那不是越吃越胖吗? /131

40 医生建议我多吃低升糖指数的健康食物,都有哪些食物? /131

41 低碳饮食期间,早餐除了可以吃鸡蛋,还建议选择哪些食物? /133

42 我应酬多,经常要饮酒,能推荐喝什么酒吗? /133

43 在采用低碳饮食方案时,酱鸭、酱肉能不能吃? /133

44 炒菜的时候可以加辣椒调味吗? /134

45 在低碳水饮食减肥时,清蒸的东西可以放酱油吗? /134

46 吃阿胶,对脂肪分解有影响吗? /134

47 鱼皮能吃吗? /134

48 热狗、香肠能不能吃? /135

49 为什么在减肥期可以喝豆浆,而一直到减肥期结束都不建议吃豆制品呢? /135

50 我可以吃鸡爪、鸡翅之类的食品吗? /135

51 早饭必须喝豆浆吗? /136

52 我可以不吃肉,只吃蔬菜吗?多吃蔬菜可以吗? /136

53 在采用低碳减肥方案时,为什么不建议多吃水果? /136

54 减肥期我可以喝咖啡、茶和其他饮料吗? /137

55 减肥过程中可不可以吃少量的牛肉干和蜜饯? /137

56 如果我执行低碳饮食方案,在减肥结束后也不能吃主食吗? /137

57 减肥期能不能喝汤? /138

58 烹饪时使用的调料,需要注意些什么? /138

59 如果执行低碳方案,减肥到什么时候,我可以吃面食? /139

60 一旦我达到目标体重,在维持期我可以吃和不可以吃些什么食物? /139

61 据说坚果含有碳水化合物,在低碳饮食减肥时可以食用吗? /139

62 减肥期间吃的食物中没有甜味,我就很难过,怎么办? /140

63 哪种水果的碳水化合物含量相对较低？ /140

64 减肥期间可以喝牛奶吗？ /140

65 多喝咖啡有助于减肥吗？ /141

66 咸菜、辣椒、榨菜、大蒜这些调味的东西可不可以吃？调料方面有没有什么需要注意的？ /141

67 蔬菜的 150g 大约有多少呢？ /141

68 减肥期如何控制盐分的摄入？ /142

69 孩子现在正是发育期，减肥时吃得这么少，对身体会不会有影响？ /142

70 减肥过程中食用高蛋白的食物过多，会不会引起肝肾负担？ /143

71 在营养指导中，如果吃很多鸡蛋包括蛋黄，会不会摄入过多的胆固醇？ /143

72 吃肉太多，会不会对身体有害？ /143

73 减肥期间选购食物时，营养标签上的数据有什么作用，有哪些需要注意的地方？ /144

74 如何看懂营养成分表？ /144

75 成品食物主要的配料种类有哪些？如何根据配料表选择减肥期间的食物？ /145

76 减肥结束后，我还需要继续控制饮食吗？ /146

77 减肥结束后感觉想要放纵自己，不想控制饮食怎么办？ /147

78 减肥结束后 3 个月，我发现体重又有些上涨，怎么办？ /147

79 减肥后，怎样才能更好地保持体重不会反弹？ /148

运动篇

01 在运动减肥时，集中时间锻炼好还是分开锻炼好？ /152

02 如果做减肥运动的话，是直接选择喜欢的运动，还是按照顺序运动比较好？ /152

03 每次做减肥运动，多长时间比较合适？ /152

04 我一向没有运动的习惯，从哪些运动开始做比较好？ /152

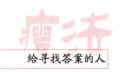

给寻找答案的人

05 我多做些家务劳动，这样能够代替体育锻炼吗？ / 153
06 我吃了很多甜食，可以通过多做半个小时的有氧运动来消耗它吗？ / 154
07 每天工作很忙，锻炼的时间每次还需要1个小时以上，这哪里能做得到啊？ / 154
08 经常没时间运动，那我要怎么做？ / 155
09 我平时很懒，所以才肥胖的，我可以控制饮食，但减肥期间可以不运动吗？ / 155
10 我在办公室工作，经常久坐，该怎样增加运动？ / 156
11 我一向没有运动的习惯，减肥时如何开始做运动才恰当？ / 157
12 我在减肥时，没有人陪我运动，一个人又不想去，该怎么办？ / 157
13 我不爱运动，又想减肥，该怎么培养运动习惯？ / 157
14 我平常没什么运动量，只有晚上的时候出去散散步，家里没运动器材，怎么开始运动？ / 158
15 我周围没有健身房，怎么进行运动减肥？ / 158
16 饭后多长时间开始运动比较好？ / 158
17 如果只是局部肥胖，比如手臂、大腿、肚子赘肉较多，我们能够只针对这个部位进行运动减肥吗？ / 159
18 在减肥时，经常说的有氧运动、无氧运动是指什么？ / 159
19 有氧运动对减肥有什么好处？ / 160
20 减肥经常应用的力量训练有哪些，如何进行？ / 160
21 有氧运动是不是比力量训练在控制体脂方面效果更好？ / 161
22 我只做有氧运动不做力量训练可以吗？ / 161
23 为了减得快些，运动是不是越多越好？ / 162
24 我想选择能量消耗多一点的运动，该选择哪种活动？ / 162
25 在健身房里如何选择器械进行减肥？ / 163
26 运动减肥每次包括几个步骤？ / 163
27 坚持运动是否就一定能减肥？ / 164

28 运动一定要 30 分钟以上才开始消耗脂肪吗？/ 164

29 间歇性高强度运动是什么？和有氧训练比较，哪个更能帮助减肥？/ 164

30 有人说空腹锻炼好，更有利于减肥，是这样吗？/ 165

31 女性经期可以运动吗？/ 165

32 下雨天不能去外面运动怎么办？/ 165

33 感冒时可以继续运动减肥吗？/ 166

34 我体重 90kg，膝盖有时不太舒服，一般每周游泳 1 次，应该怎么运动更好？/ 166

35 我现在居家隔离，不能出门，应该做哪些运动？/ 166

36 我体重基数特别大，平时行走都经常扭伤脚踝，减肥时该怎么运动才能不受伤？/ 166

37 在进行有氧运动前，是不是应该先吃点东西增加能量？/ 167

38 制定运动减肥计划一般需要考虑哪些情况？/ 167

39 减肥的时候，在运动时间、频率和强度方面一般如何安排比较好？/ 168

40 什么时间运动比较好，早上还是晚上，空腹还是餐后？/ 168

41 我想减肥，先增肌还是先减脂？/ 169

42 我的柔韧性不好，运动减肥该怎么练习？/ 169

43 我想买一些运动器材在家里练习，市面上的运动器材该怎么选？/ 169

44 运动前热身有哪些好处？/ 169

45 运动前吃东西好还是运动后吃东西好呢？/ 170

46 在运动减肥时，锻炼之前需要做哪些准备呢？/ 171

47 减肥运动前的热身如何进行？/ 171

48 锻炼时，跑步机不加坡度好还是加坡度好？/ 172

49 运动减肥过程中，为什么要不断增加强度？/ 172

50 在减肥时经常骑动感单车会损伤膝盖吗？/ 173

51 我有时候做下蹲和踢腿的运动，出现关节响，有什么问题吗？/ 173

52 运动过程中受伤了怎么处理？/ 173

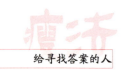

给寻找答案的人

53 运动中的柔韧性和平衡练习有什么作用? / 174

54 运动中用嘴呼吸好, 还是用鼻呼吸好? / 174

55 运动中憋气好还是不好? / 174

56 运动中可以大量饮水吗? / 174

57 锻炼的时候流汗越多减肥效果越好吗? / 175

58 为什么运动后会出现肌肉酸痛? / 175

59 我运动后会出现肌肉酸痛, 怎么办? / 176

60 我在跑步过程中, 经常出现肚子痛是怎么回事? / 176

61 女性经常做力量训练会变壮吗? / 177

62 在运动之后, 我为什么体重不降, 反而增加了? / 177

63 我在运动后经常感觉头部缺血, 有时头昏眼花怎么办? / 177

64 我运动完容易感冒是怎么回事, 该怎么办? / 178

65 我一运动就吃得多, 该怎么办呢? / 178

66 开始时我觉得运动减肥很有效, 后面怎么觉得没有效果了? / 178

67 为什么运动后要做整理拉伸活动? / 179

68 运动后吃东西有讲究吗? / 180

69 运动后感觉很累, 所以不想再运动了, 该怎么办? / 180

70 运动减肥后, 我发现体重有下降, 是水分下降了, 还是脂肪分解了? / 180

71 慢跑、快走等有氧运动比剧烈运动消耗的脂肪更多, 这种说法有道理吗? / 180

72 我昨天跑了2个多小时, 体重好像一点变化也没有, 怎么回事? / 181

73 我坚持每天跳健身操可以减肥吗? / 181

74 我计划通过游泳减肥, 应该怎么做? / 182

75 为什么每天运动, 体重也没有降呢? / 182

76 对于减肥来说, 饮食重要还是运动重要呢? / 182

77 我想减肥, 可是不想练出肌肉块该怎么运动? / 183

78 怎么运动才能练出好看的形体? / 183

79 怎么样运动才能拥有马甲线和腹肌? / 184

80 我想快点减肚子，请问什么运动能减肚子？ /184

81 我想通过运动减肥，又担心腿会变粗，怎么办？ /184

82 在减肥成功后，如果我停止运动肌肉会再次变成脂肪吗？ /185

83 运动减肥后，如果停止运动了会反弹吗？ /185

心理篇

01 减肥不就是少吃多动吗，和心理学有什么关系？ /188

02 从心理学的角度来看，减肥过程可以分为哪几个阶段？ /188

03 我身体肥胖，总觉得有人在背后议论我，我该怎么办？ /190

04 我一看到那些身材苗条的人，就感到自愧不如，恨不能立即割掉讨厌的肥肉，我该怎么办？ /190

05 我已经减肥多次，屡减屡败，总是担心减肥失败怎么办？ /191

06 我几乎天天在减肥，但是总是没有效果，是怎么回事呢？ /192

07 我来医院减肥，是不是只要按时吃药打针就可以了？ /193

08 我根本不想减肥，但是我的爸爸妈妈嫌我太胖，我该怎么办？ /193

09 我体重在标准范围内，但是比去年还是重了一些，我还是想再瘦一点，可以减肥吗？ /194

10 我为什么总是减了吃，吃了胖，胖了减，无法摆脱这个恶性循环？ /194

11 听说 A 方法能够减肥，我能不能尝试一次？ /195

12 我有时候并不饥饿，但就是想吃东西，这是怎么回事？ /195

13 我特别喜欢吃甜品，这可能是长胖的原因，我怎么办才好？ /196

14 我下了很大决心，甚至严格要求控制饮食，为什么还没啥效果？ /197

15 我多次减肥，从来没有成功过，觉得自己命中注定就是个胖子，我该怎么办？ /197

16 我想一个月减 20kg，这个想法可行吗？ /198

17 减肥之前要做好哪些心理准备？ /198

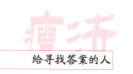
给寻找答案的人

18 为什么减肥难于坚持到底，容易半途而废？/199
19 我只不过想减几斤肉，怎么这么困难？/200
20 在减肥时没有明确的目标和足够的动力怎么办？/201
21 我总是无法坚持减肥，容易半途而废怎么办？/201
22 我知道为了健康应该减肥，但我觉得实现不了怎么办呢？/202
23 我无法改掉影响减肥的那些坏习惯，怎么办？/202
24 我可以在减肥达到一定目标时，给自己一个奖励吗？/202
25 如果忍不住偷吃了，需要给自己一个小惩罚吗？/203
26 我一个人减肥，从来没有成功过，是否和别人一起减肥更有动力和约束，更容易成功？/203
27 我在减肥时合理饮食，但是我父母总是反对，嫌我吃得少怎么办？/204
28 减肥期间同事总是用食物诱惑我怎么办？/204
29 我经常和朋友一起聚餐，聚餐时怎么办？/205
30 我在无所事事的时候，总想吃零食怎么办？/205
31 心情不好的时候或压力大的时候想吃东西，而且会吃很多，怎么办？/206
32 为什么减肥难以坚持？/206
33 减肥过程中总是感到焦虑怎么办？/207
34 减肥过程中太自律会怎样？/208
35 减肥过程中信心不足了怎么办？/208
36 我心情不好时，非常容易情绪化暴食，怎么改变？/209

基础篇

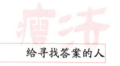

给寻找答案的人

01 我想减肥，看到有很多减肥的方式，该如何选择？

选择减肥方式的原则是适合你自己的身体情况和生活习惯，切忌模仿别人。

关于减肥方案的选择，你应该从以下几个方面来考虑，第一，要从现代医学的角度考虑到你的身体健康情况；第二，要从传统医学的角度考虑到你的身体体质情况；第三，要从日常生活角度考虑到你的饮食行为习惯情况。

通过对你身体健康方面的评估，例如身体成分的分析，血液指标的检查，影像医学的检查，可以判断肥胖病的程度，以及肝肾功能情况和内分泌代谢的状态，了解肥胖发生的原因和并发症程度，然后根据这些情况来制定相应的现代医学干预方案，必要时需要使用一定的药物进行治疗，包括原发病的治疗和并发症的治疗。

肥胖除了内分泌代谢问题之外，还有一些亚健康症状，例如便秘、腹泻、失眠等，这些症状也是导致肥胖的重要原因，此时要根据身体的体质状况，采用中医学的方法，例如中药、针灸进行身体体质的调理，消除这些亚健康状态，保证减肥的顺利进行。

你的日常生活行为习惯和饮食偏好也很重要。你要仔细地回顾和分析自己的饮食习惯，然后在医生或营养师指导下根据自己的饮食习惯进行调整。饮食习惯的调整，并不是一蹴而就的，需要有一个长期的逐渐改变的过程。另外还需要考虑到自己的工作和生活情况，例如是否经常出差，是否经常夜班，是否经常有应酬，是否自己做饭或经常叫外卖，这些都要考虑在内。

你只有把以上这几个方面都考虑到，减肥才能够顺利进行下去，达到成功减肥的目的。

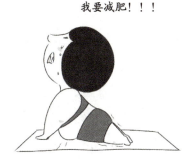
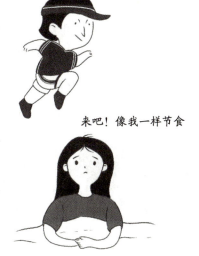

02 减肥的分量能否保证？

很多减肥机构推出了"签约减肥"方式，保证减重 5~10kg，无效退款。这似乎给减肥者吃了一颗定心丸，但是在对肥胖的病因和并发症都不了解的情况下，如何保证呢？

减肥作为一种医疗行为，是对肥胖的预防和治疗，目的在于预防并发症的发生。体重的上升下降受多种因素的影响，包括遗传基因、饮食行为、医疗干预等。在肥胖治疗的过程中，需要多种治疗的配合，包括个人行为的配合，才能达到理想的治疗效果，但是由于人体生理病理的复杂性和不同的依从性，体重下降的幅度无法进行精确的控制，因此也就无法保证体重分量的下降。

体重下降多少无法保证，并非减重方式不科学或无效。相反，这是尊重科学事实的体现。和疾病的治疗一样，减肥有一定的成功率，需要多方面的努力和配合才能在最大的程度上取得成功。

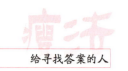

03 我想知道什么是最好的减肥方式?

目前据粗略的统计,世界上的减肥方式约有2万多种,因地域、环境、生活方式、医疗条件、减肥目的的不同形成了各种各样的减肥方式。从医学的角度来说,肥胖是一种疾病,可通过营养治疗、运动治疗、药物治疗、手术治疗和中医针灸治疗来改善。

你可以根据自己的意愿综合选择不同的治疗方案。最好的治疗方案应该是你和医生双方从医疗、饮食、运动和生活环境等各个角度出发共同制定的,这样不仅能达到最佳的治疗效果,而且能够在最大程度上防止体重反弹。所以说,适合自己的才是最好的。

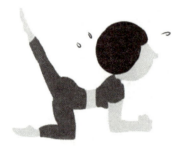

放弃不难,但坚持一定很酷!

04 不打针、不吃药、不手术、不节食、不运动的减肥方式存在吗?

很多减肥机构在宣传减肥方式时,会声称不打针、不吃药、不手术、不节食、不运动、无痛苦等来迎合减肥者的心理,这只是商家的一种宣传而已。

从科学的角度来说,减肥是一个纠正生活习惯的过程,也是一个改变机体亚健康状态,甚至是一个治疗疾病的过程。在这个过程中,一定需要通过某些治疗手段对机体产生某种影响,才能达到消除脂肪和减轻体重的目的。

减肥的基础是合理饮食,适当运动,如果存在亚健康,就需要通过中医中药的方式进行调理。如果有并发症,就需要服用药物,如果严重肥胖,就适合手术,这是根据肥胖的具体情况来决定的。

不存在对所有人都有效的单一的减肥方式，更不存在看起来无须付出任何努力的减肥方式。

05　减重和减肥不是一回事吗？

减肥是减去体内多余脂肪，以美丽为目的的一种通俗说法，医学上因为多以治疗疾病为目的，多称之为减重。

人体体重成分包括瘦体重、脂肪、无机盐等物质，而减肥严格来说是要减少体内的脂肪，关键在于人体摄入的和消耗的能量的平衡关系，当两者之间呈负平衡关系时，才能达到减去脂肪的目的。因此减肥的基本途径是减少能量摄入（控制饮食）和增加能量消耗（运动减肥），其次可以应用药物和手术等手段达到减肥目的。

值得注意的是，减去脂肪肯定会减轻体重，但因脂肪密度比较小，有时候体重下降并不显著但体型变化明显。而减去体重不一定减去了脂肪，不合适的减肥方式减去的有可能是水分，不是脂肪。还有些人在减肥后，体重变化不明显，但体型变化较大，可能是在减去脂肪的同时，增加了肌肉等瘦体重的重量。

06　单纯节食是减肥还是减重？

从效果上来看，单纯节食能有效减少体重，但主要减少的是瘦体重，因此不利于健康。运动不仅增加能量消耗，特别是有氧耐力运动以消耗脂肪为主，而且在运动结束后机体代谢活动水平仍处于较高水平，额外消耗一些能量，是有利于减肥的。运动不仅可以减肥，还可以增加瘦体重，可能会有体重不变的现象，但从身体组成上已经发生了改变，即体脂降低了，瘦体重增加了，达到增肌减脂的目的。

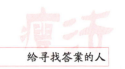

给寻找答案的人

07 我听说手术减肥最快,我能不能做减肥手术?

对于肥胖病来说,减肥手术有一定的适应证和禁忌证。除了你的个人意愿外,能否进行手术必须符合以下基本要求:单纯性肥胖患者手术适应证为:身体质量指数(BMI)≥ 37.5kg/m²,建议积极手术;32.5kg/m² ≤ BMI < 37.5kg/m²,推荐手术;27.5kg/m² ≤ BMI < 32.5kg/m²,经生活方式改变和内科治疗难以控制,且至少符合2项代谢综合征指标,综合评估后可考虑手术。

对于男性腰围≥ 90cm、女性腰围≥ 85cm者可酌情提高手术推荐等级。对于伴有2型糖尿病者,要求有一定胰岛素分泌功能。年龄16~65岁,无严重器官功能障碍。BMI ≥ 32.5kg/m²者,建议积极手术;27.5kg/m² ≤ BMI < 32.5kg/m²,推荐手术;对于25kg/m² ≤ BMI < 27.5kg/m²,经改变生活方式和药物治疗难以控制血糖,且至少符合2项代谢综合征组分,可以慎重开展手术治疗。对于25kg/m² ≤ BMI < 27.5kg/m²的患者,男性腰围≥ 90cm、女性腰围≥ 85cm可酌情提高手术推荐等级。

对于年龄< 16岁的患者,须经营养科及儿科等多学科讨论,综合评估可行性及风险,待家属知情同意后谨慎开展,不建议广泛推广;对于年

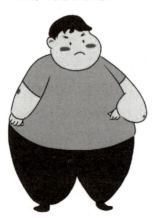

医生,我想手术减肥

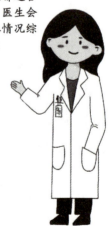

不是所有人都适合手术减肥,医生会根据你具体情况综合评估确定

龄＞65岁的患者应积极考虑其健康状况、合并疾病及治疗情况，进行多学科讨论，充分评估患者的心肺功能及手术耐受能力，待家属知情同意后谨慎实施手术。对于伴有严重器官功能障碍如肝功能硬化、肾功能不全、心衰或重度呼吸睡眠暂停综合征的患者，手术有一定的改善作用，但风险极大，需经有丰富经验的麻醉医师和手术专科医师谨慎实施。

08 我想了解科学减肥的流程是什么？

减肥并非简单采用医学手段分解体内脂肪的过程，完整的流程包括基本信息的采集，肥胖史的问诊，肥胖程度的评估，对身体的成分的评估，并发症的评估，必要时还应该对健康状况采用现代医学手段进行检查，包括血液指标的检查和影像学检查。然后根据评估和检查结果，判定肥胖的程度，分析肥胖的原因和并发症，制订减肥目标和方案，分别采用饮食、运动、中医、针灸埋线、药物和手术等不同的手段进行干预。

除了医学评估之外，日常饮食行为习惯评估也很重要。如果不注重日常饮食行为习惯的评估，简单地采用某个食谱或节食去减肥，减肥往往因为与日常行为习惯或生活工作产生冲突，无法顺利进行，最终走向失败。完整的饮食习惯评估可以让医生或营养师根据你的日常习惯制订减肥方案，从而使减肥计划能够顺利进行。

09 我想快点儿减下来，有没有什么快速的减肥方案？

减肥是通过各种方式对人体的生理活动进行干预，达到降低体重或减少脂肪的目的。要想快速减肥，首先要界定什么是快速，多长时间减多少算是快？其实对于大多数减肥者来说，并没有确切的答案。

希望快速减肥只是一种急功近利的心态，是一种理想化的减肥思想。人体的体重上升和下降可以在一定程度上进行控制，但并不是一直受个人意愿的影响，并非想快就快，想瘦多少就能瘦多少的。短时间内体重的快速下降，不仅下降幅度有限，而且大多会损害身体健康，最后以反弹为结局，是永远不会成功的。

与其追求快速减肥，不如制订一个长期有效的科学减肥计划，让体重循序渐进下降，这样既能保证身体健康，还不容易发生反弹。

从反复减肥所花费的时间精力来看，慢下来的科学减肥才是真正的"快速减肥"。

10　医院减肥和外面的美容机构减肥有什么不同？

对于肥胖，医学上的认识与美容机构的认识明显不同。在医学认识上，肥胖是一种疾病，因此其治疗手段和治疗目标都是以健康为目的的。医学上肥胖治疗的目的在于预防和治疗并发症，以及肥胖带来的内分泌和代谢紊乱。而美容机构，包括医疗美容都是以审美作为主要目的的，目标在于体型的改善和体重的下降。很多人把这两类减肥混淆了，而且认为减肥以形体美丽为主，忽视了与肥胖有关的健康问题。

有些人根本达不到肥胖病的标准，所以也无法用药或手术。因此，不能混淆医疗减肥和美容减肥，更不能以一些不合理的美容标准（例如：快速减肥，签约保证）要求医生进行减肥。同样地，一些人本来是继发性肥胖或已经出现了肥胖并发症，却只进行节食和运动减肥，而不去医院进行有效治疗，很有可能导致病情进一步加重，甚至耽误治疗。

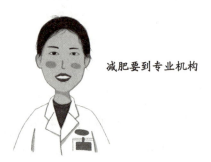
减肥要到专业机构

11 我 BMI 35kg/m², 但是不想手术，有什么其他办法？

按照临床单纯型肥胖的减重指南，如果 BMI 在 32.5～37.5kg/m² 之间，比较推荐手术治疗。如果不想手术治疗，可以采用药物和中医针灸治疗的方式进行治疗，当然，无论哪种治疗都是以饮食和运动为基础的。

12 我试了很多方法，都减不下去，是怎么回事？

你如果试了很多方法，都减不下去，可以从以下 3 个方面寻找原因。一是减肥的方式，有效的方式应该是大多数人都使用并且临床证明有效的治疗方式。你看到的个别人采用某种方式有效，对你并不一定有效；二是执行力度，很多人声称自己能够认真减肥，那仅仅是口头上的，实际生活中饮食、运动和治疗并不规律；三是身体健康方面的问题，例如患有某些疾病，服用了某些药物，或者存在一些与肥胖有关的亚健康问题。

很多人把减肥失败归纳为自己没有坚持、缺乏毅力或管不住嘴，这也是很片面的。如果这些问题都不清楚，仅仅努力尝试一种又一种方法，当然容易失败。

13 为什么我的同事用了这个减肥方式都减下来了，怎么只有我减不下来呢？

如果你看到周围某个人减肥成功，就马上模仿其减肥方式，以为也会达到同样的减肥效果，这是非常错误的。因为每个人的情况不同，包括身体情况、生活情况、饮食习惯等。减肥是非常个性化的问题，适合别人的减肥方式不一定适合你。

还有的人在准备减肥时，希望通过观察别人减肥的效果，来决定自己是

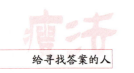

否用同样的方式来减肥。看到别人减下来了，就采取同样的方式减肥，看到别人没有减下来，就认为自己不适合这种方式。基于上述原因，同样是不可取的。

14 我每次减肥都严格要求自己，但是都无法坚持太久，为什么？

减肥是一个循序渐进的过程，但有时候为了尽快达到减肥目的，很多人常常会给自己制定非常苛刻的计划：例如要求自己每天快走1万步，做30次仰卧起坐，晚上不吃饭，要求1个月内减少10kg，每天把自己搞得筋疲力尽。前面几天尚能坚持，后面由于某些原因有所中断，再后来则干脆放弃了，这就是屡减屡败的原因。只有制订合理的计划，以轻松心情去实行才能达到充分的效果，持之以恒方能成功。

在整个减肥的过程中，你的心态会逐渐发生变化，一般在开始的1~3周比较积极，如果效果明显，可能保持较高的积极性。但是如果效果不明显，或进入了平台期，你可能比较沮丧，有挫败感，如果稍微放松，就有可能停止减肥。

15 我不吃东西可不行，有没有不控制饮食的减肥方法？

俗话说，人是铁饭是钢。饮食不仅提供营养，而且与肥胖的关系最为密切，因此饮食的调整也是任何减肥方式的基础，可以说没有饮食调整就不可能健康顺利减肥。

饮食的调整包括2个方面，一方面是饮食总能量摄入的调整，第二个方面是营养素比例的调整。所以能量摄入是否超过了消耗，这是非常关键的。其次，在调节饮食热量的同时，还要兼顾营养的均衡，这两方面都是非常重要的。

值得你注意的是，饮食的调整不等于控制饮食或者是节食。不要一提到减肥中的饮食调整就认为是节食，很多食物都不能吃，是一件非常痛苦的事，其实不是这样的。

健康的减肥方式，不是节食，也不是随意大吃大喝，而是要科学地吃，健康地吃。我们在减肥中有4种常用的饮食方案，通过选择合理的食物搭配，以减脂为目标，就可以做到边吃饱饭边减肥。

16 我听说减肥期间很多东西不能吃，对吗？

在减肥期间，没有任何食物是绝对不能吃的。在进行减肥饮食的时候，需要控制的是摄入量，而非种类。

试想一下，无论能量多高的食物，例如蛋糕甜品，只要控制摄入量，便不会影响减肥。所以减肥期间没有不能吃的食物，只要你能控制摄入量就好。如果你的意志力没有那么坚强，对于那些有诱惑的食物，还是眼不见为净，少碰为妙。

你还可以把自己喜欢吃的高热量食物列出来，提前安排好摄入量和时间，也是一个不错的方式，不妨试试看。

17 我想减得快一点，减得多一点，可以吗？

在减肥过程中，很多人都会提出一些减肥的目标，这包括体重的大幅度减轻、体重的迅速下降和某些部位的脂肪迅速消除。这些目标从医学健康的角度上来讲多数是难以实现的，采用极端的处理方式，例如手术、脱水、药物和饥饿疗法可以在短时间内达到要求，但是往往要付出健康甚至生命的代价。

无论是科学研究还是临床经验都已经证明了减肥是一个漫长的过程，其效果的取得主要依赖于机体自身的调整，而不是与机体的脂肪代谢和水分代

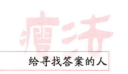

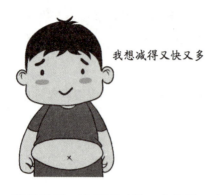

我想减得又快又多

谢进行对抗。快速的体重下降不仅不容易做到,而且很容易反弹。减肥,应该尊崇科学研究和临床经验,不能够根据自己的愿望设定减肥的目标。

有人认为只要自己努力,积极配合,少吃多运动,就能够加速减肥的进程,这是不对的。人体是一个有机体,不可能以你的意志为转移,因此,还是要循序渐进。

18 疫情期间,我的减肥计划经常被打乱,应该怎么办?

新型冠状病毒肺炎(新冠肺炎)大大影响了我们的生活,很多活动受到了限制,在此期间,人们的运动量大大减少,饮食也可能不规律,减肥计划被打乱,同时也存在很多的焦虑情绪。表面上来看,这是不利于减肥的,其实,只要我们采取以下几点措施,就可以大大减少疫情对减肥的影响,顺利进行减肥。

(1)以不变应万变:无论外界发生什么变化,只要下定决心减肥,就要按照原计划执行下去。俗话说:"想做一件事,总有一百个办法;不想做一件事,总有一百个借口。"无论是减肥计划中的饮食计划还是运动计划,都可以进行变通执行。不可以因防疫等原因,让减肥计划搁置。

(2)学会居家减肥:疫情期间,在家的机会可能偏多一些。居家对于一些人来说是有利于减肥的,对另外一部分人来说可能是不利于减肥的,关键是你对减肥的认识是怎样的。居家减肥,时间可以保证,避免了因为忙碌而没有时间减肥,导致减肥失败的情况。

(3)巧妙利用网课学习:现在网络上有很多减肥课程,这些课程从营养配餐到体育锻炼都有很多的内容,而且非常实用,坚持学习可以帮助自己监督减肥计划的执行。把刷屏浪费的时间改为学习科学的减肥知识，还可以运动，不愁减不下来。

（4）乐观面对疫情：疫情期间容易产生压力、焦虑、无聊等情绪，进一步让我们的身体产生皮质醇，影响了身体脂肪的分解，而且我们比平时更容易情绪化饮食，体重不仅难以下降，而且还有可能上升。这时候，要积极改变自己的思想观念，在自我隔离期间，可以把这段时间当成一段宝贵的减肥修炼期，做好每日规划，记录自己每一天的进步，发现自己的自控潜力。

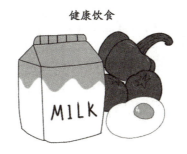

健康饮食

医药篇

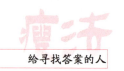
给寻找答案的人

01 如果我遵从减肥的规律，按照科学的减肥方式减肥，体重可以减多少？

从医学角度上来说，对于超重或肥胖的减肥者，体重如果能够降低10%，就可以大大减轻肥胖者的各种不适症状，降低各种并发症的发生率。肥胖者可将体重下降10%作为第一阶段的减肥目标，如果肥胖者体重下降10%，而且维持6个月，那么就可以进入下一阶段的减肥计划。

02 我只想减减肥，为什么医生让我做这么多检查？

肥胖不仅与吃得多运动少的生活方式有关，而且与身体的内分泌代谢密切相关。肥胖本身就是一种人体内分泌代谢紊乱的状态，除此之外，肥胖还有许多的并发症，例如脂肪肝、糖尿病、高血压、高血脂和多囊卵巢综合征（PCOS）、心脏血管疾病等。这些与肥胖相关的并发症，在进行减肥之前都必须评估了解清楚。

此外，从病因上来看，肥胖分为单纯性肥胖和继发性肥胖，减肥之前要分清病因，积极治疗原发病，避免盲目减肥，这样才能有的放矢，制定个体化减肥方案，达到更理想的减重效果。

因此，在减肥之前需要对身体做一系列的检查，包括血液检查和医学影像检查，这无论是对肥胖的评估，还是对后续减肥方式的选择都非常重要。

03　为了快速减肥，我可以服用减肥药物吗？

在减肥治疗中，改变生活方式是首选的治疗方法，在一些特殊情况下，才会考虑药物治疗。对于 BMI ≥ 30kg/m²，或者 BMI ≥ 27kg/m² 且伴有至少 1 项肥胖并发症，如糖尿病、高血压、血脂异常、睡眠呼吸暂停综合征等的肥胖患者，才考虑服用减肥药物。

不要以为只要服用药物就可以顺利减肥了。在服用药物的同时，仍然要配合饮食、运动和行为治疗。由于减肥药物本身存在一定的副作用及潜在风险，应在临床医生评估后使用，用药后还必须进行疗效评估和指标复查。

如果对药物反应良好，在治疗 3 个月后体重下降超过 5%，可以继续药物治疗；如果未达到满意疗效，或出现了显著不良反应，则应停止正在服用的药物，改用其他药物或其他治疗手段。对于继发性肥胖，例如下丘脑性肥胖、皮质醇增多症等，还要积极治疗原发病。是否是继发性肥胖，可以通过系统地医学检查做出诊断。

04　我觉得减肥很痛苦，如果不减肥，可能会发生什么？

对于诊断为肥胖的患者，我们推荐根据不同的肥胖程度，采用饮食、运动、中药调理和手术等方式积极治疗。如果任凭肥胖不断发展下去，可能会发生一系列并发症。

内科常见并发症：2 型糖尿病、脂代谢紊乱、高尿酸血症及痛风、冠心病、脑血管意外、高血压、胆结石、脂肪肝、黑棘病、PCOS。

外科及妇产科常见并发症：骨关节炎、腰椎间盘脱出、疝气、静脉瘤、不孕症、妊娠高血压综合征。

恶性肿瘤常见并发症：结肠癌、直肠癌、前列腺癌、子宫内膜癌、宫颈

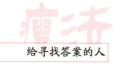

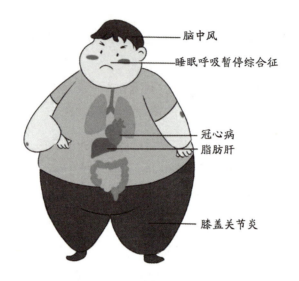

癌、卵巢癌、乳腺癌。

其他：胰腺炎、肢体障碍、睡眠呼吸暂停综合征。

最常见的并发症是2型糖尿病，对于肥胖者来说，2型糖尿病的患病率为非肥胖者的5倍，即使是轻度的肥胖者也可引起2型糖尿病，进一步会引起冠心病、肾病、视网膜病变及神经病变等并发症，而这些并发症会造成患者致死、致残。肥胖的并发症高血压，可导致患者诱发心脏病和肾脏衰竭，增加猝死率。

此外多余体重和体内脂肪增加是发生睡眠呼吸暂停综合征的主要危险因素之一，长时间的呼吸暂停易引发猝死。如果你因为其他疾病需要手术，肥胖还会增加麻醉和手术风险，容易出现肺部感染、切口感染、疝气、血栓等术后并发症。

很多人认为减肥痛苦，是因为经常想到对食物剥夺的恐惧，对运动的厌恶，对治疗方式的不了解，以及对减肥效果的不确定。如果你认为减肥痛苦，其实肥胖以及肥胖带来的并发症将会带来更多的痛苦。

正确地认识减肥和选择科学的治疗方式可以帮助减肥者建立信心，养成良好的生活习惯，才能顺利减轻体重，给你一个美好的未来。

05 我身体肥胖，体检发现我有脂肪肝，脂肪肝有什么危害？

脂肪肝是肝脏脂代谢失调引起的脂肪堆积，常伴有肝细胞变性。长期的肝细胞变性会导致肝细胞的再生障碍和坏死，进而形成肝纤维化、肝硬化。肝硬化继发肝癌的概率较高，一旦肝硬化发展到失代偿期，极易发生肝昏迷、肝腹水、消化道大出血、肝脏功能衰竭、肝肾综合征等，危及生命。

脂肪肝患者脂代谢失调，血液中甘油三酯含量高，并且常伴有高脂血症，血液黏稠度增加，促进动脉粥样硬化的形成。研究表明，酒精性脂肪肝患者合并高血压、冠心病，容易导致心肌梗死。

脂肪肝患者脂代谢失调，会引发和加重糖代谢失调。糖尿病主要是由于胰岛素分泌不足或胰岛素抵抗而形成的以糖代谢紊乱为主的疾病，其特征是高血糖、高血脂、高氨基酸血症。糖尿病患者中合并脂肪肝约50%，可见脂肪肝与糖尿病是一对难兄难弟。

脂肪肝患者肝细胞脂肪变性或坏死，使肝脏的免疫功能下降，脂肪肝患者常伴有肝脾肿大。脾脏也是人体重要的免疫器官，脾肿大会造成脾功能亢进，脾功能异常抑制了细胞免疫的功能，所以脂肪肝患者由于免疫功能降低，抵抗力差，更容易被感染。另外，肝细胞脂肪变性后，解毒功能降低，容易造成内毒素、外毒素在体内的潴留，对机体造成毒害。

脂肪肝患者肝脏功能受损，时间一长就会累及脾、胆、胃、肠。肝脏异常会影响胆囊的功能，脂肪肝患者中约20% ~ 30%伴有慢性胆囊炎、胆结石症。

脂肪肝的危害是如此巨大，但是由于发展缓慢，身体没有明显的不适，导致很多患者忽视脂肪肝的危害和治疗，实际上是在透支生命。

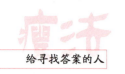

给寻找答案的人

06 肥胖不就是吃得多动得少吗，还能有什么其他原因？

单纯性肥胖约有95%的病因和发病机制尚不完全清楚，其主要原因是摄入的能量大于消耗的能量，但遗传因素不可忽视。一般认为，人类的种族易患性、肥胖基因和肥胖相关基因变异（突变与多态性）以及个体的代谢类型（食欲、消化吸收功能、睡眠质量和代谢效能）是单纯性肥胖的常见因素。不爱活动的人能量消耗减少，易发生肥胖。运动员在停止运动后、经常摄入高热量食物、睡前进食或吸烟者在戒烟后都与单纯性肥胖的发生有关。能量摄入和能量消耗之间的平衡反映在体重上。

除了吃多动少外，还有约5%的病因是疾病导致的肥胖，称为继发性肥胖。这些疾病包括：①单基因遗传或综合征；②下丘脑疾病；③内分泌代谢疾病；④精神类疾病。这类导致肥胖的疾病有个共同特点就是下丘脑功能紊乱，可能通过摄食、食欲和其他一些未知因素促进了肥胖的发生与发展。

07 我父母肥胖，是否我就容易肥胖？

流行病学调查表明，多数单纯性肥胖者有家庭发病倾向。肥胖父母所生子女中，患单纯性肥胖者比父母双方体重正常者所生子女高5~8倍，但多数单纯性肥胖并非肥胖基因或肥胖相关基因变异所致。

08 为什么我一吃就发胖，不吃也不瘦呢？

这种现象可能和人体的"节俭基因"有关。节俭基因是一种帮助人们保持身体脂肪，并在食物供应不足的时候，让人们更好存活下来的基因。这种基因会让过去的人们在食物充足的时期吃很多，以便存储更多脂肪，积攒能量，来对抗可能随时到来的饥饿状态。具有在进食后能较多地将食物能量以脂肪形式储存起来的个体，可以耐受长期饥饿而生存下来。这种有"节俭基因"的个体在人类进化中被保留下来。但此基因并不是一成不变的，改革开放以后物资供应充足，人们体内的"节俭基因"随之减少，有"节俭基因"的个体就易出现肥胖、糖尿病。也就是说，在体力活动减少、热量供应充足的情况下，"节俭基因"转变成了肥胖和2型糖尿病的易感基因。

09 除了吃得多动得少，还有什么原因导致我肥胖了？

谈到肥胖的原因，大多数人首先想到的是吃得太多，活动量减少，当然，这是大多数人的肥胖原因。其实肥胖的原因非常复杂，除了这个原因外，还有以下原因：

（1）遗传与环境因素。父母中有一人肥胖，则子女有40%肥胖的概率，如果父母双方肥胖，子女可能肥胖的概率升高至70%～80%。不过，真正因为遗传引起肥胖的例子倒不多见，反而遗传了父母"错误的饮食习惯"，而导致肥胖的例子屡见不鲜。

（2）内分泌代谢功能的改变。

（3）脂肪细胞数目的增多与肥大。

（4）精神因素。

（5）药物性肥胖。

（6）其他原因，如先天遗传性疾病、外伤、理化因素等。

所以，不要单纯地自责管不住自己，作为父母也不要一味地指责孩子好吃懒动，应该系统地进行肥胖相关的医学检查，找到引起肥胖的原因，才能达到顺利减肥的目的。

10 工作任务重，经常加班，医生说是工作压力肥胖，我应该怎么办？

根据美国一个职业网站针对上班族所做的调查发现，在职场工作常常导

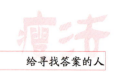

致肥胖，特别是越努力工作的人，越容易发胖。发胖的主要原因是忙工作，没有时间运动，而且73%的工作场所，没有附设健身设施。另外，时常在外吃饭，吃快餐，更是发胖的主要原因。

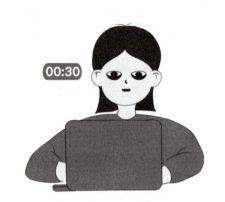

应该利用中午休息时间，到健身房运动，或是简单吃个自备健康午餐，然后外出散步，都对身体有益，并能够控制体重。调查也发现，当员工面对压力时，也时常以吃零食来缓解，但零食却是增肥的最大杀手。专家建议最好放一瓶水在桌上，随时取来喝，取代吃零食的坏习惯，是控制体重的好方法。

"没有时间"往往是肥胖的帮凶，很多人声称没有时间并非真正没有时间，而是借"没有时间"逃避减肥而已。

有句谚语说得好：时间就像牙膏，只要用力挤，总是会有的。

11　熬夜也会导致肥胖吗？

由于生活节奏的加快，人们不断地忙于应付各种亟待解决的问题，久而久之，睡眠的时间就在无形中被慢慢地剥夺了。

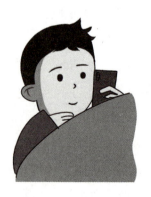

还有些人，在睡觉前有刷屏看手机、追剧和打游戏的习惯，总想找点事情拖延睡眠，也导致睡眠不足。

从生理的角度来看，长期睡眠不足，可以影响人体生物钟，也会降低血液中瘦素的含量。瘦素有抑制食欲的作用，同时也影响大脑对身体是否已经有足够食物的判断。

人在睡着的时候，即便肚子饿了，也不会马上起来去吃东西。但是熬夜的时候，肚子更容易感到饥饿，在不知不觉中就摄入了多余的热量。

12 为什么说女性青春期肥胖是正常的无须刻意减肥？

女孩12～19岁会进入青春期，此时，内脏器官基本成熟，在正常发育的情况下，平均每年可以增重约5kg。这是因为女孩子进入青春期，卵巢和肾上腺皮质开始功能性变化，并产生雌多雄少2种激素，接着卵巢排卵又自然会合成孕激素，从而引发女性外在的形体变化，如增高迅速、乳房发育、体内脂肪增多、身体逐渐丰满，呈现明显的第二性征，脂肪分布以皮下脂肪和下肢脂肪为主。

青春期这一系列变化都是正常的，也是自然发育所不能跨越的现象。而尤为引人注目的是青春期肥胖对于性成熟、月经来潮并形成规律还起着至关重要的作用。

事实上，许多女孩子长胖便终日担心这种青春期的肥胖影响美观，所以通过节食，甚至药物进行减肥，久而久之造成了心理性厌食，营养严重缺乏，月经失调甚至闭经，影响了身体健康。这无论如何对青春期的正常发育乃至以后的生儿育女都是有百害而无一利的。

值得注意的是，这个时期应该避免贪食、零食和甜食。增加体育锻炼和体力劳动，除个别中重度肥胖以及与内分泌疾病有关的肥胖外，无须刻意减肥。

13 如何避免流产或生育后身体发胖？

有调查显示：30%～40%的女性在做了人工流产后体重平均增加了5～7kg。这种肥胖同正常的产后肥胖一样，在体内激素水平恢复正常之后，多余的脂肪会自然消减，无须特殊减肥。对于人工流产后的肥胖，只要适当

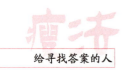

加以锻炼，并配以合理的正常饮食，自然会很快恢复正常的身材。

正常分娩后的女性也会出现体重的增加，多因怀孕期间过度补充营养与运动减少，而分娩后又因哺乳等难以短期控制饮食和恢复正常运动造成的。产后哺乳期堪称是妇女发福的危险期，特点是臀部和大腿发胖。一方面是为照顾新生儿而免于其他活动；另一方面是营养过剩。据统计，36%的肥胖妇女是从产后开始发胖的，所以产后要积极调整自己的生活方式，尽快恢复正常的饮食习惯，多做一些运动。必要时可以采用针灸、推拿等方式协助身材的恢复。

14　病愈与手术之后，为什么身体会发胖？

非重大的消耗性疾病，诸如外伤、节育手术、阑尾切除、子宫切除、卵巢切除等术后，人们都会进行很多营养补充，若休养时间过久，饮食过剩，活动锻炼过少，体态便会丰满起来。

病愈与手术之后的营养补充非常有学问，不是单纯地进补。其实，吃好休息好只是身体康复的基本条件，绝非唯一条件，切不可忽视运动对康复的积极作用，而且它也是病后防止肥胖的有效途径。病后，食欲特强之时，应注意控制饮食摄入量。

15　中年发福身体肥胖甚至有点啤酒肚，应该注意什么？

当人到中年时，由于心理和现实的原因，脑力、体力劳动及体育运动减少，热量消耗也随之减少，使额外的热量转化成脂肪导致身体发胖，这些都是由于精神作用于神经，神经作用于内分泌所造成的。

实际上，人在30～35岁时，各个器官的功能如心肺功能就开始下降了，而且相应器官的代谢也自然下降，热量消耗也会随之减少，由此积攒下来的脂肪会非常准确地住进腹、臀和大腿等处。在这个时期，事业与家庭趋于稳定，许多人随遇而安，不再追求外物，心宽体胖。

饮食方面，不应该再像年轻时那样随意大吃大喝，应该注意减少摄入量，吃八分饱即可。注意减少高热量食物的摄入，鼓励食物多样化，多吃蔬菜、水果、奶类、豆类，吃适量的鱼、禽、蛋、瘦肉，少吃肥肉和荤油。口味方面要清淡少盐，还要限量饮酒。

运动方面，要有意识地增加运动。比如半小时以上的散步，增加亲近大自然的活动，还可以进行瑜伽、游泳、打球之类的运动，每周运动次数建议不少于5次。

身体健康方面，对于中年发福的人，要注意一些疾病的发生。由于身体器官功能的下降，有可能一些慢性病已经找上了你，要注意经常体检，检测血压、血糖、血脂等指标，注意心脏功能的改变，有症状及时就医。

16 新型冠状病毒肺炎对肥胖有什么影响？

（1）宅家导致肥胖和体重增加

根据世界卫生组织（WHO）发布的新冠肺炎疫情报告显示：截至北京时间2020年4月7日8时，超过1.5亿名儿童和年轻人受到停课等影响。"宅家"使得空闲时间大大增加，不少人久坐和看屏幕的时间大幅增加，运动次数大幅减少，虽然各种"线上"运动教学繁多，但运动锻炼不积极、不主动的现象比较普遍。在相对压抑、封闭的环境下，不少个体通过增加摄食排解心中的郁闷。这些都与疫情期间体重增加、体能下降密切相关。

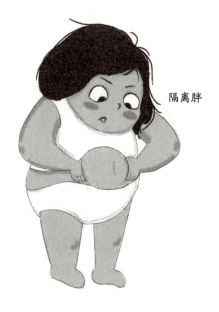

隔离胖

（2）运动进一步减少

"隔离胖"的主要原因，一方面是由于疫情期间"宅"在家中，"静态活动"过多，运动减少，导致脂肪过度囤积。虽然有运动但都是在室内进行的简易运动，相比户外活动还是有一定差距，达不到每天1小时的运动量。

宅家期间，不少家庭的饮食也以高热量食物如快餐食品、高油脂食品等为主，以致体重日增，形成恶性循环。

（3）疫情期间，孩子们长胖不少

上午上网课、下午做作业、晚上看电视或是玩平板电脑是导致孩子们肥胖的主要原因。疫情期间门诊中30%～40%的患儿都或多或少增重，每天平均有10名左右患者因肥胖问题前来就诊。而一些原本就患有儿童肥胖症的孩子，也因疫情期间的松懈，导致减肥成果反弹。儿童期肥胖症与范围广泛的严重并发症相关联，容易引起高血压、糖尿病、冠心病、痛风、肥胖—通气不良综合征、睡眠呼吸暂停综合征等疾病。另外，肥胖儿童的性激素分泌也时常出现异常，还可能导致性早熟和身材矮小等问题。

（4）缺乏有效指导

疫情期间隔离在家，在进行减肥时，往往自我控制能力比较差，同时缺乏有效的营养减肥指导。在能量摄入方面，总能量的控制，营养素的比例往往采用估计的方式，这样误差非常大，自认为吃得合理，结果却是营养摄入不足或失衡造成了营养不良。有些肥胖的治疗不能像往常一样坚持下去，结果中止了减肥。

17 我是单纯性肥胖还是继发性肥胖？

单纯性肥胖（原发性肥胖）和继发性肥胖是根据病因分类的，如果你的肥胖通过症状分析和各种检查找不出确切病因，一般就是单纯性肥胖，这种肥胖是最多见的，占所有肥胖的95%左右。这种肥胖皮下脂肪丰满，分布比较均匀，身体脂肪主要积聚在乳部、腹部、臀部及肩部，一般无内分泌紊乱和代谢障碍性疾病。

继发性肥胖一般是由于某种疾病造成的肥胖，约占肥胖的5%。有明确的病因，如下丘脑疾病、垂体炎症、肿瘤及创伤、库欣综合征、甲状腺功能减退症、性腺功能减退症，PCOS等。

一旦发现自身出现上述几类疾病的相关症状，就要及时就诊和接受治疗，以免诱发多种不良的并发症。

虽然继发性肥胖比较少见，但诊断时仍然需要明确肥胖是不是由确切的疾病引起，只有排除继发性肥胖，才可以考虑肥胖为单纯性肥胖。2种肥胖的减肥方式是不同的，所以如果你属于肥胖人群，应该先到医院，明确一下病因，然后再选择减肥方式，以免耽误疾病治疗。

18 如果怀疑是继发性肥胖，该做哪些检查？

继发性肥胖的患者可考虑做下述检查：①相关病史，临床表现，体格检查；②检查下丘脑、垂体及各腺体分泌的激素水平，由于激素受昼夜节律、饮食、运动等多种因素影响，故需要多次检查，寻求准确性；③ CT、核磁共振等影像学检查，明确各腺体有无占位等病变。

19 我一直在服用药物，有人说我是吃药造成的肥胖，吃药会引起肥胖吗？

长期服用药物可以引起肥胖，医学上称之为"医源性肥胖"。不恰当的治疗，不合理的用药以及服用一些不得已的治疗药物都可以引起肥胖，并可能引起更严重的健康问题。这些药物包括抗精神疾病药物、

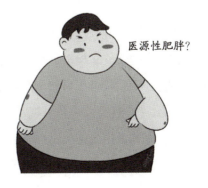

降糖药物、降脂药物、降压药物、激素类药物、保护心脏类药物、助孕药物、抗肿瘤药物。

20 减肥之前需要进行哪些基本评估？

基本评估项目是指患者与减肥相关的基本信息，包括身高、体重、腰围、臀围、心率、血压，必要时需要拍照记录。此外，如果有条件，还应该包括与体脂肪相关的特殊分析项目，例如脂肪肝测定和体脂分析等。

评估肥胖经常用的指标为 BMI。BMI（kg/m^2）= 体重（kg）/ 身高（m^2）。目前对于肥胖的评估标准因地区、种族不同，其标准也是有差异的，世界卫生组织（WHO）评估肥胖的标准：$18.5 \sim 25kg/m^2$ 为正常体重，$25 \sim 29.9kg/m^2$ 为超重，超过 $30kg/m^2$ 为肥胖，WHO 发布的针对亚洲人的 BMI 分级标准，将 $25 \sim 29.9kg/m^2$ 诊断为 Ⅰ 度肥胖，超过 $30kg/m^2$ 诊断为 Ⅱ 度肥胖。中国肥胖工作组和中国糖尿病学会将 BMI 小于 $18.5kg/m^2$ 诊断为体重过低，$18.5 \sim 23.9kg/m^2$ 为正常，$24 \sim 27.9kg/m^2$ 为超重，大于 $28kg/m^2$ 为肥胖。

这些评估不仅提供了肥胖程度的信息，而且也为治疗和疗效评价提供参考依据。

21 在减肥之前我需要进行哪些检查？

为了诊断肥胖和评估并发症严重程度，以及排除继发性肥胖，肥胖患者应该进行一些实验室检查，包括基础检查和肝肾功能检查、糖脂代谢检查和有关内分泌激素检查，另外，由于肥胖和炎症关系密切，也常常配合炎症因子检查。

肥胖系列的内分泌代谢血液检查包括：

（1）血脂检查：包括胆固醇、甘油三酯、高密度脂蛋白测定。

（2）血糖检查：包括葡萄糖耐量试验、血胰岛素测定。

（3）水代谢检查：抗利尿激素测定。

（4）激素测定：雌二醇、睾酮、促卵泡激素（FSH）、促黄体生成素（LH），检查血皮质醇、甲状腺激素、促甲状腺激素（TSH）等。

肥胖常用的物理检查包括身体成分分析、脂肪肝测定和身体脂肪分析。

22　我不做检查可以直接减肥吗？

对于超重或肥胖而要求减肥的患者，无论采用什么手段减肥都需要进行一些最基础的检查，特别是伴有某些症状的患者，更需要进行相应的内分泌和代谢检查。一方面是为了了解肥胖的成因，排除继发性肥胖，另外也为了评估并发症。

通过检查，还可以了解身体健康情况，确定肥胖程度，灵活选择减肥方式。有些肥胖治疗可以直接进行减肥，有些应该与治疗并发症同时进行。对于继发性肥胖的，必须从继发病因入手治疗。因此，在减肥之前，系统的身体检查是非常必要的。

许多人单纯认为肥胖仅仅是吃得多动得少，不管肥胖的原因和并发症，一味地进行节食和运动减肥，这是很不恰当的，也是很难减下来的。

23　进行减肥相关检查之前我要空腹吗？

在进行肥胖检查之前，有些项目是需要空腹的，例如肝功能、糖脂代谢等，还有些项目有特殊要求，例如糖耐量试验（OGTT）需要连续测定，皮质醇检查要按照时间点进行，醛固酮试验需要不同的体位，这些在检查之前都要按照医嘱执行，不可以随意改动，以免影响医生做出诊断。

24 糖耐量试验应该如何做好准备？

OGTT 是评价个体血糖调节能力的标准方法，同时可了解胰岛细胞分泌胰岛素的功能。

在试验前 3 天可正常活动，且每天食物中糖含量不低于 150g，停用可以影响血糖的药物。在准备测试的前 10 小时禁食，然后在患者平静时饮入 250mL 含 75g 无水葡萄糖的糖水，接着隔 0.5 小时、1 小时、2 小时、3 小时分别测静脉血糖 1 次。

每次的结果都作为一个点，加上空腹的点，5 个点绘制时间 - 糖耐量曲线，为评估胰岛功能和诊断糖尿病提供依据。

25 儿童肥胖也需要做检查吗，做哪些检查？

如果儿童体重超过同性别、同年龄、同身高标准体重的 20% 以上，皮下脂肪测定按不同部位超过 2 个标准差者就可以诊断为肥胖。儿童肥胖也可

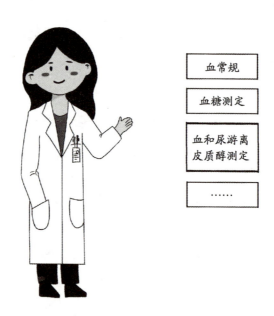

分轻度、中度、重度、极重度。

对于儿童肥胖，为排除继发性肥胖，需做以下检查：①血常规；②血糖测定：糖耐量试验，单纯性肥胖的儿童数值正常，少数呈糖耐量下降；③血或尿游离皮质醇测定：单纯性肥胖的儿童数值正常或略高，皮质醇增多症显著增高，昼夜节律消失；④ 24 小时尿 17- 羟类固醇及 17- 酮类固醇值测定：单纯性肥胖的儿童数值正常或略高，皮质醇增多的儿童数值显著增高；⑤血钾、钠、氯测定：单纯性肥胖的儿童数值正常，皮质醇增多症可出现低钾（≤ 3mmol/L）；⑥ X 线检查颅骨侧位片及腕骨片，单纯性肥胖的儿童无改变；⑦其他：必要时可查血三碘甲状腺原氨酸（T3）、甲状腺素（T4），甲状腺吸 ^{131}I 摄取率测定，腹部 B 超检查肾上腺有否肿瘤、皮质增生等。

26 从身体表面来看，与疾病相关的肥胖有哪些异常表现？

肥胖不仅仅是美不美的问题，如果在肥胖的同时还有以下症状表现，很可能伴随内分泌疾病，需要及时诊断和治疗。

（1）儿童：部分儿童在青春发育期出现的生理性乳房发育，多可自行恢复。但肥胖儿童的内分泌紊乱、雌雄激素失调时也会引起男性乳房发育、性腺发育不良、男性女性化的异常改变。伴有多毛的肥胖患儿，极可能为先天性遗传性疾病或性腺异常所致，应引起家长的重视，若同时还伴有性早熟和骨骼异常，需要进行染色体和内分泌腺体的系统检查。

（2）女性：例如闭经、绝经和月经失调、PCOS、不孕、多毛。

（3）男性：乳房发育、精子质量差、不育等。

（4）颈部表现：颈部、腋下等皮肤皱褶处会出现色素沉着、角质增多，严重时有天鹅绒状的突起。这就是通常所说的黑棘皮病，与高胰岛素血症有关，发展下去会出现 2 型糖尿病、高血压以及脂质代谢紊乱等。

（5）腹部表现：腹部两侧、大腿内侧有时可见呈梭形、淡紫红色条纹，有的还会伴随"满月脸""水牛背""将军肚"等的出现，这些症状说明已经

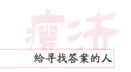

出现了皮质醇的增多,发展下去会引起骨质疏松、高血压、无力、低钾等。有的患者也可能是垂体和肾上腺的病变所引起的。

还有部分肥胖患者,感觉天天吃不饱,刚吃过饭就饿,越吃越饿,也应引起重视。因为食欲亢进有时是下丘脑综合征和胰岛素瘤的表现。另有部分患者可出现睡眠呼吸暂停综合征,尤其是肥胖儿童若出现较严重的打鼾等情况,也应引起家长的足够重视。

27 医生说,肥胖还可以按照颜色分类,我怎么知道自己是什么颜色的胖子呢?

肥胖的传统分类根据体重和BMI,而现代观点认为需要按肥胖的代谢异常及并发症来分,可以按照代谢情况判断其严重程度。根据多年的临床经验按代谢状态可将肥胖分为白胖子、红胖子、黄胖子和黑胖子,临床医生将肥胖患者对号入座,采用不同策略治疗。

白胖子 正常代谢性肥胖	红胖子 高代谢性肥胖,高激素水平群,如高血压、高血脂、高尿酸、皮质醇增多等
黄胖子 低代谢性肥胖,低激素水平群,如伴甲减、垂体功能减退等	黑胖子 炎症代谢性肥胖,存在严重胰岛素抵抗,如炎症、黑棘皮病

28 我家孩子肥胖，特能吃东西，而且很容易饿，医生说是"黑棘皮病"，怎么办？

黑棘皮病是一种皮肤过度角化、呈对称性天鹅绒样增厚、色素过度沉着甚至呈疣状突起的病变，主要累及腋窝、颈后、皮肤的屈肌面、腹股沟及脐周等，少见累及黏膜表面。简单地说，就是局部的皮肤变黑变粗了。随着生活条件的改善，青少年从小喝碳酸饮料、吃甜食，小胖子越来越多，黑棘皮病的发生率不断上升。

黑棘皮病发病缓慢，无明显症状，往往容易被忽视。皮肤变黑和过食、易饥是黑棘皮病的常见表现。如果任其发展，患者在不久的将来就会出现高胰岛素血症、胰岛素抵抗，甚至糖尿病，同时黑棘皮病的患者常合并脂肪肝、肝功能异常、高尿酸血症、PCOS等代谢问题。因此，如果不及时治疗，后果将不堪设想。

黑棘皮病治疗的关键在于去除病因。对于体重超重和肥胖的患者，首先要解决肥胖的问题。饮食和运动是最重要的也是基础的治疗手段，辅以适当的药物，如二甲双胍、噻唑烷二酮类药物等，随着体重的下降黑棘皮病会随之改善，其他代谢紊乱的情况也会随之好转。如果黑棘皮病伴有非酒精性脂肪肝、高尿酸血症、血脂异常、亚临床甲状腺功能减退及皮质醇增多症等多种代谢紊乱，需同时积极治疗。

29 目前的减重治疗药物有哪些？药物减肥安全吗？

（1）奥利司他：是一种特异性胃肠道脂肪酶抑制剂，通过抑制胃肠道的脂肪酶和胰酶，减少肠腔黏膜对脂肪的吸收，能抑制大约30%摄入脂肪的吸收。临床主要不良反应为脂肪便、脂肪泻、腹痛、腹胀、肛门排气增多和大便失禁等，多于治疗后1周内出现，随着用药时间延长，可逐渐耐受，治疗3个月后，不良反应发生率明显降低。该药物影响脂溶性维生素（维生素

A、D、E）等吸收，需补充复合维生素。奥利司他一般在吃饭时或者饭后 1 小时服用，如果食物中不含有脂肪就不需要服用。长时间服药的话，最好检查一下肝功能，以免药物对肝脏产生损伤。另外建议同时补充一些维生素。

（2）利拉鲁肽：是一种胰高血糖素样肽受体激动剂（GLP-1RA），作用于下丘脑，增加饱食信号、减少饥饿信号，延迟胃排空、减少胃酸分泌，起到减重作用。利拉鲁肽每日注射 1 次，可在任意时间注射，不需要根据进餐时间给药。可选择腹部、大腿或者上臂经皮下注射给药。利拉鲁肽的起始剂量为每天 0.6mg。患者可在专科门诊随访，根据个体用药反应不同，逐渐增加药物剂量，推荐每日剂量不超过 1.8mg。临床常见的不良反应为恶心、腹泻、便秘、呕吐、消化不良等。

（3）度拉糖肽：度拉糖肽是美国礼来公司近年来开发的一种长效胰高血糖素样肽 –1（GLP-1）类似物，度拉糖肽作为一种人工合成的长效 GLP-1 受体激动剂，是通过 2 个 GLP-1 类似物与人免疫球蛋白 GFC 段（hIgG-Fc）共价结合形成的一种融合蛋白，并对特定的氨基酸位点进行了修饰，从而阻止二肽基肽酶 –4（DPP-4）对 GLP-1 的降解，延长了药物半衰期，减少了对细胞的毒性作用，提高了药物的安全性。有研究表明用度拉糖肽治疗肥胖患者，可以有效改善胰岛 β 细胞功能，且度拉糖肽在降低体重的同时，可明显缩小患者腰围，表明该药物的减重作用主要来自内脏脂肪的减少，更有利于患者胰岛 β 细胞功能的恢复和减轻胰岛素抵抗。此外，度拉糖肽只需每周皮下注射 1 次，用药不受进餐时间限制，注射装置操作简便无须调节剂量，极大地提高了患者的依从性。

（4）司美格鲁肽：多项研究已证实，司美格鲁肽可显著降低糖尿病患者的体重，其减重效果是基于治疗前的体重，用药前越胖，减幅越大，身体不胖（BMI < $25kg/m^2$）的患者减重幅度相对小。司美格鲁肽的起始剂量为 0.25mg 每周 1 次。4 周后，应增至 0.5mg 每周 1 次。在以 0.5mg 每周 1 次治疗至少 4 周后，剂量可增至 1mg 每周 1 次，以便进一步改善血糖控制水平。不推荐每周剂量超过 1mg。当司美格鲁肽用于联合已有的二甲双胍治疗时，

可维持当前二甲双胍剂量不变。司美格鲁肽的主要副作用还是胃肠道反应：食欲缺乏、恶心、呕吐甚至腹泻等。

30 服用奥利司他后是否就可以不控制饮食了？

奥利司他通过抑制肠腔黏膜对脂肪的吸收，起到减重作用。但值得注意的是奥利司他仅仅抑制饮食中 30% 的脂肪吸收，举个例子，如果脂肪摄入量是正常饮食的 1.5 倍，药物抑制 30%，实际吸收为 1.05 倍。所以如果脂肪摄入过多，不但起不到减肥效果，反而会变胖。因此服用奥利司他仍然应该控制饮食，才能达到良好效果。

31 服用奥利司他多久见效？

通常情况下，服用奥利司他 24～48 小时，就可以看见排油的效果。服用 1～2 周，就可以发现体重下降，4 周左右就能看见比较明显的效果。

32 服用奥利司他后没有出现排油的情况，是没有效果吗？

未见排油并不是不排油，而是油以很小的状态分布在粪便中一起排出，这不是药物没起效果。继续坚持服用 4 周左右就能从体重上看到效果，不要因为看不见明显的排油就停止服用。

33 我想减肥，为什么医生给我开了治疗糖尿病的二甲双胍？

二甲双胍作为 2 型糖尿病首选治疗药物，适用于超重或肥胖的 2 型糖尿病患者，有助于减重。

一项随机对照试验（RCT）研究纳入48例肥胖合并2型糖尿病患者，在饮食控制的同时，分别给予二甲双胍或安慰剂治疗24周，发现二甲双胍组患者平均最大减重较安慰剂组多8kg，同时治疗后糖化血红蛋白（HbA1c）和空腹血糖水平均更低，且二甲双胍对食欲的抑制与剂量有相关性。

一项希腊RCT研究也发现，新诊断糖尿病的患者给予二甲双胍联合饮食控制18周可以使体重下降。双胍类药物主要作用机制目前仍不完全明了，可通过调节肠道对糖的吸收，降低肝糖输出及肝脏糖原的合成，促进周围组织对葡萄糖的利用，调节脂肪组织和肌肉组织对胰岛素敏感性等环节，达到减肥治疗的目的。二甲双胍主要不良反应是胃肠道反应：腹泻、恶心、呕吐等。建议在专科医生指导下用药。

34 减肥时，医生给我开了很多保肝的药，这是为什么？

肝是人体内脂肪代谢的场所，食物中的脂肪会在小肠进行分解，以甘油和脂肪酸的形式进行吸收，进入人体后，要在肝细胞内重新合成为甘油三酯，即脂肪，然后以脂蛋白的形式运出肝脏，运送到皮下贮存。

当肝受到损伤，出现代谢障碍时，从食物中吸收氨基酸合成人体需要的蛋白质的反应就会减慢或停止。当合成蛋白质的反应减慢或停止时，就会导致用于合成蛋白质的原料氨基酸在体内堆积，身体会以为原料过多了，所以就把这些堆积的氨基酸转变成脂肪贮存起来，而吸收进来的甘油和脂肪酸又

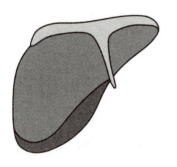

在肝内合成脂肪，吸收进来的糖也可转变成脂肪，所以当肝脏代谢功能不利时，吃进什么都会变成脂肪，人就会很容易胖起来。很多保肝药物，例如水飞蓟宾、易善复等可以保护或者恢复肝脏代谢功能，从而有利于减肥。

35 医生给我开了天天打针的减肥药,那是胰岛素吗?会不会产生依赖?

你所提到的天天打针的减肥药是一种小分子肽类药物,叫作利拉鲁肽,虽然像胰岛素一样需要注射,但不是胰岛素。利拉鲁肽常用于肥胖或超重2型糖尿病患者的降糖治疗。利拉鲁肽在2014年12月获美国食品药品监督管理局(FDA)批准可用于减肥,但在中国目前依然主要作为降糖药来使用。利拉鲁肽可以调节胰岛素分泌以达到降糖的效果。不仅如此,它还可以作用于中枢神经系统,通过抑制食欲、延缓胃排空及增加饱腹感来达到减少能量摄入及减肥的效果。

36 我打完了利拉鲁肽,一点也不想吃饭,怎么办?

利拉鲁肽常见不良反应为恶心、腹泻、便秘、呕吐、低血糖、食欲下降,该药适用于较肥胖患者。利拉鲁肽作用于下丘脑,增加饱食信号、减少饥饿信号、延迟胃排空、减少胃酸分泌,起到减重作用。如果打完了利拉鲁肽,食欲下降明显,不需要立即停药或减少药物剂量,请至肥胖专科门诊随访,医生根据具体情况调整诊疗方案。

37 我减肥期间服用了二甲双胍,感觉到恶心呕吐,怎么办?

二甲双胍的主要不良反应为胃肠道反应,表现为腹泻、恶心、呕吐、胃胀、乏力、消化不良、腹部不适及头痛等。这些不良反应存在明显的个体差异性,有些

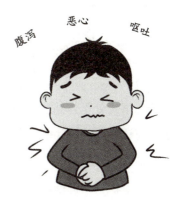

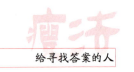

人吃二甲双胍不会有任何不适，但有些人会出现较严重的不适。

这些不良反应常见于药物治疗的早期，绝大多数患者可耐受。随着治疗时间的延长，上述不良反应可基本消失。二甲双胍最好的服药时间为餐前半小时，但是餐前服药会增加胃肠道的不良反应，所以对于有腹泻、恶心、呕吐等反应的患者可以改为餐中或餐后服药。也可以选择缓释片或肠溶片剂型，相对于普通片剂而言，可减少服药后的胃肠道反应。

38 我服用泻药减肥，体重可以快速下降，但这样做会有什么危害吗？

肥胖的根源在于体内脂肪组织的增多，只有减掉脂肪才能达到减肥和健康的目的。快速减肥是通过脱水而实现的，所减轻的只是身体的水分，并没有减掉已存在的脂肪组织。当再次恢复进食和饮水后，体重很快反弹。

水分是人体重要的组成部分，具有保持人体内环境平衡的作用。脱水后，身体内环境遭到破坏，人体失去与外界保持平衡的功能，导致代谢紊乱和毒素在体内蓄存，反过来又进一步加重内环境紊乱，形成恶性循环。腹泻可导致胃肠道功能失调、皮肤失去弹性、营养物质的大量丢失。所以肥胖者往往有头晕、乏力、厌食、抵抗力下降、精神萎靡、虚脱等症状，严重者甚至导致死亡。快速减肥和反弹给肥胖者带来的不仅仅是身体上的危害，更多的肥胖者则对减肥丧失信心，从而造成更大的心理压力。

39 儿童肥胖如何减肥？

儿童正处于体格生长发育时期，减肥时不能使用饥饿或者变相饥饿疗法，应该以调整饮食结构为基础，增加一些运动，同时矫正日常行为。如果不是继发性肥胖，也不建议服用药物。

（1）饮食调整：根据儿童生长发育特点给予低脂、低热量饮食，但同时要保证蛋白质的摄入。现在人们的高脂、高油饮食容易导致肥胖。孩子的肥胖很多时候就是因为不注意饮食，要想让孩子瘦下来饮食中应以低脂肪、低碳水化合物、低热量为原则。瘦肉、鱼、豆腐、豆浆、虾、肝等既可保证儿童充足的营养，又可避免过早、过频出现饥饿感。

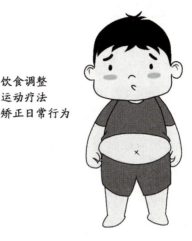

饮食调整
运动疗法
矫正日常行为

（2）运动疗法：为了增加热量消耗，可选择容易坚持的运动项目。如走路、跑步、跳绳、游泳、骑自行车等，避免进行剧烈运动，逐步增加活动的强度和时间。有些孩子可能不太爱动，这时候家长不要听之任之，应该抽出时间和孩子一起运动。有了家长的陪同，孩子会觉得运动变得更加有意思就会乐于参与。

（3）矫正日常行为：吃饭要细嚼慢咽，避免在看电视时吃东西。如果孩子因为生气想吃东西，家长要及时阻止。正餐之外的加餐最好少吃主食，多吃蔬果类的食物。

40 孩子发胖，除了体型外，做父母的还应该注意哪些身体改变？

对于孩子发胖，有些看起来不起眼或影响不大的身体改变必须要引起父母的注意。如：孩子没有理由的停经、月经不规则，皮肤色泽，弹性发生改变（如颈后发黑、腹部紫纹），经常出现眼睑和下肢水肿，心情不畅等，都有可能是肥胖并发症或继发性肥胖的表现，应该及早就医。

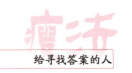

41 孩子肥胖需要减肥，家长应如何积极配合？

作为肥胖儿童的父母，在孩子减肥时，不能一味地责备孩子贪吃不动。父母必须积极支持减肥计划并以身作则，甚至家庭每一位成员必须与孩子同时接受治疗，包括肥胖治疗和心理辅导。

父母更应该积极学习并配合孩子减肥，知道应采取什么措施帮助孩子养成良好的饮食习惯，教孩子学会识别饥饿感和饱胀感，并帮助孩子处理好饮食习惯问题（如吃油炸食品、挑食等）。父母在吃饭时也要注意不要狼吞虎咽，以免被孩子效仿。当孩子成功或者犯错时，任何奖惩措施都不要和食物挂钩。

要想改变孩子的饮食习惯，还要改变家庭的烹饪习惯。制作食物时不要使用刺激性的调味品，煎、炒、炸等烹饪手法要尽量少用，应该以蒸、煮或凉拌为主。减少糕点、饼干等甜食的摄入，也要少吃面包或马铃薯等淀粉类食物，肥肉等脂肪性食物更要严格控制。适量增加豆制品、瘦肉等蛋白质含量丰富的食物。培养孩子定时用餐，不要边玩手机边吃饭，养成"细嚼慢咽"的吃饭习惯，并多吃蔬菜和水果。

42 孩子多吃素食，有助于减肥吗？

孩子体重超标，有些家长就极端地改变了孩子的饮食结构，让孩子吃素。事实上，素食主要以非肉类为主，富含丰富的营养元素和矿物质，纤维素含量丰富的蔬菜和水果还有助于加速体内毒素的排出，在控制总量的前提下有一定的减肥效果。

但是，蛋白质、铁、钙等物质却主要存在于被素食者舍弃的鱼、肉类中，这些物质的摄入缺乏，会造成孩子营养不良。还有些父母认为长期吃黄瓜对于减肥更有效，让孩子每天都吃大量的黄瓜，这是错误的。长期大量食用有减肥功能的食物，同样会使体内营养失衡，甚至导致孩子食欲下降、影响智力，得不偿失。

43 我身体发胖，会不会是服用药物引起的呢？

有些人的体重增加可能是药物的负面作用而已。最常见的可能引起体重增加的是激素类药物，如果你正在治疗关节炎、湿疹、哮喘或肾病，长期使用的可能是激素类药物。此外，如果你睡眠不好，有焦虑或抑郁问题，一些镇静催眠药等也会引起体重增加。

另外，许多开胃药、助消化药及抑制代谢的药物都会引起肥胖。糖尿病患者长期服用的磺脲类药物和胰岛素，也会造成不正常的体重增加。

某些抗癫痫和抗精神病药物，如氯氮平、奥氮平等，也会引起体重增加。

如果你考虑到医师开的药物有可能是导致体重增加的原因，那么要事先跟医师说明情况，用其他药品替代，防止体重增加。

44 女性下半身容易发胖，应该怎么办？

下半身的脂肪储存是女性的特点，主要以皮下脂肪为主，正常情况下没有太大的危害，但能量过剩使脂肪过度储存就会出现病态。

（1）避免乱用减肥药物或避孕药物。雌激素分泌紊乱使皮下脂肪持续发展。让你散发女性魅力的雌激素，是让下半身变胖的罪魁祸首，而如果乱服减肥药或避孕药物、意外怀孕等，都会让雌激素分泌紊乱，导致脂肪在腹部和大腿部位堆积，下半身越来

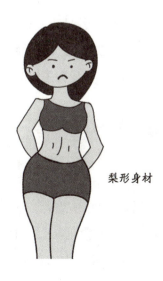

梨形身材

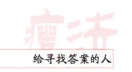

越胖。

（2）不要跷二郎腿。跷着腿坐，会阻碍腿部血液和淋巴循环，导致下半身水肿，严重影响血液循环，导致脂肪增厚，肌肉僵硬。

（3）穿衣要得体。紧身牛仔裤、束身内衣、迷你裙、无袖衫等性感穿着，都会让下半身发胖。因为太紧身的服装会阻碍腿部正常运动，还会阻碍腰腿部血液循环；短裙则会使腿部受凉，同样影响血液循环，导致脂肪堆积。

（4）纠正走路姿势。走路姿势不对，或鞋子穿得不对不仅减不了肥，还可能变得更胖，甚至严重影响足部健康。比如走路拖沓，无法燃烧腿部脂肪，小腿反而会变得更粗壮。

45 我去减肥，医生说我是多囊卵巢综合征，这和减肥有什么关系？

PCOS 是肥胖的并发症之一，是育龄妇女常见的内分泌疾病。研究表明，超过一半以上的 PCOS 患者伴有肥胖，而肥胖会进一步加重 PCOS 患者的代谢异常和不孕。一方面，肥胖会增加 PCOS 患者的胰岛素抵抗和代偿性高胰岛素血症，引起 PCOS 患者雄激素升高；另一方面，肥胖会增加炎症性脂肪因子，促进高胰岛素血症，进而更加肥胖，形成恶性循环。因此，在减肥的同时，一定要关注 PCOS 的治疗，才有利于顺利减肥。

46 我只想减肥，如果不治疗多囊卵巢综合征会有什么后果？

肥胖型 PCOS 患者若不积极治疗的话，除了影响到月经周期和怀孕外，还可出现各种代谢紊乱，且较单纯性肥胖患者的代谢紊乱更严重。已有研究表明，PCOS 除了是育龄女性无排卵性不孕的首要原因外，还可在女性不同人生阶段对机体造成不同程度危害：PCOS 患者妊娠期间出现流产、早产、妊娠期糖尿病及高血压的风险明显高于正常妊娠妇女，长期的雌激素刺激则更会增加 PCOS 患者子宫内膜癌和乳腺癌的风险，远期则可出现代谢综合征、糖尿病、高血压、高脂血症甚至心脑血管疾病。因而，肥胖性 PCOS 一旦确诊后，要积极治疗。

47 减重有助于治疗多囊卵巢综合征吗？

是的。有研究发现，若体重减轻 5%～10% 就可以显著改善 PCOS 的临床症状，例如：可以恢复正常的月经周期，降低体内雄激素水平，甚至恢复排卵。目前关于减重有多种方法，包括饮食、运动、药物、传统的局部脂肪吸脂术、抽脂术及代谢手术等。只要这些方法能帮患者减轻体重，都有一定的疗效。

48 我属于肥胖型多囊卵巢综合征患者，减肥后发现"痘痘"也少了，这和减肥有关吗？

很多肥胖型 PCOS 患者接受减重治疗后，患者除了月经恢复正常外，还会惊喜地发现自己脸上的"痘痘"也少了。目前认为这一现象是与患者脂肪细胞的显著减少，体内的胰岛素水平明显下降，卵巢组织合成和分泌雄激素的能力随之下降，从而对于皮脂腺的刺激减少，改善皮脂分泌状态有着密切的关系。

49 医生说我的肥胖与多囊卵巢综合征有关，在生活方式上有特别的注意事项吗？

生活方式干预是 PCOS 患者首选的基础治疗，尤其是对合并超重或肥胖

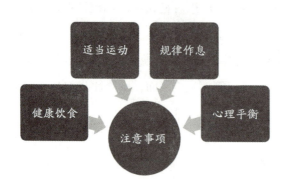

的PCOS患者。生活方式干预应在药物治疗之前和（或）伴随药物治疗时进行，具体包括：

（1）健康饮食：三餐规律、限制能量摄入，饮食搭配合理，饮食清淡平衡。

（2）适当运动：患者长期坚持适当体育锻炼，有利于控制体重，增强体质。我们建议每位患者每周至少运动150分钟，频率为每周3~4次为宜，每次运动不少于40分钟。

（3）规律作息：不规律的生活作息容易打乱人体正常的生物钟，扰乱体内激素的正常节律性分泌，易导致机体内分泌代谢紊乱，因此规律的作息对治疗PCOS至关重要。制定合理的工作生活作息，坚持早睡早起，不熬夜，保证每天8个小时的充足睡眠时间。

（4）心理平衡：当今快节奏的生活让每个人都受到越来越多的压力困扰，因此适当减轻自己的各种生活工作压力，有利于疾病的治疗和保持身心健康。放慢生活节奏，保持乐观积极的态度，保持心情舒畅，学会爱自己，做一个热爱生活的人。

50 减肥过程中为什么老是痛风发作，怎么预防？

减肥的时候，肥胖者的脂肪会分解产生热量供机体活动所需，与此同时大量脂肪分解会产生酮体，阻碍了尿酸经肾小管排泄，升高血尿酸水平。如采用类似生酮饮食的减肥方法，摄入过多蛋白质及高嘌呤的牛羊鱼虾等食物，也会使得尿酸水平上升，从而增加痛风发病的可能。

如患者减重以无氧运动为主，运动过程中肌肉的耗氧量迅速增加，机体供氧不足，肌肉无氧呼吸产生乳酸，会竞争性抑制尿酸的排泄，使尿酸水平升高，极易诱发痛风的急性发作。

因此，我们提倡高尿酸血症和痛风的患者进行低脂低嘌呤饮食及采用有氧运动如游泳、快步走、骑自行车、打乒乓球等，降低尿酸水平，减少痛风发作，过上更健康的生活。

51 我肥胖还伴有痛风高尿酸血症，可不可以采用生酮饮食减肥？

不可以！生酮饮食会使血尿酸水平升高。生酮饮食通常是指碳水化合物含量非常低、蛋白质含量适中、脂肪含量高的饮食，旨在诱导酮病或酮体的产生，而酮体会抑制尿酸的顺利排出，使尿液酸性化，而酸性尿液更不利于尿酸排泄，可进一步引起血尿酸水平升高，加重痛风。

52 肥胖合并痛风高尿酸血症的患者是不是只能吃素？

肥胖合并痛风或高尿酸血症的患者并不是只能吃素。在饮食上，患者需要同时遵守低嘌呤、适当摄入热量、恰当分配营养素的原则，在控制血尿酸的同时减脂。长期吃素也会造成营养成分不完善，可引起内生性胆固醇增高。

53 我身体肥胖，还有痛风高尿酸血症，运动时有哪些注意点？

肥胖合并痛风高尿酸血症的患者运动方式选择需要遵循4个原则，一是有氧运动，二是要节奏可控，三是不做快速扭曲关节的动作，四是不做对关节产生纵向压力的动作。无氧运动过程中乳酸生成增加，而尿酸和乳酸在体内会竞争性地通过尿液排泄，尿酸经过尿液排出减少，因而血中的尿酸就会增加。

肥胖本身不仅可诱发痛风性关节炎，还可损伤其他关节。因此，就运动方式而言，合并肥胖的痛风患者可选择散步（快步走或慢步走时需要走到一定的程度，但不能负重走路）、慢跑，也可适当进行上肢或全身抗阻力运动。对于年龄偏大、体型较胖或已经有痛风性关节炎发作者，不能进行过于激烈的运动，走路及慢步可能是比较合适的选择。我们不主张这些患者选择上下楼梯、爬山等对关节损害很大的运动方式。

进行运动时应考虑近期自身状况、运动条件、天气状况等因素（对于痛风患者如在低温环境中锻炼，需注意保暖，穿适宜的衣裤，戴手套帽子等），结合医生建议，制定适合自己的运动方式，选择合理的运动量。

手术篇

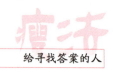

01 我听别人说，手术减肥就是切胃，这是真的吗？

很多减肥者可能都听说过手术减肥，因为对手术减肥不理解，片面地认为手术减肥就是"切胃"，这是不正确的。

手术减肥在医学上称之为"减重代谢手术"或简称"减重手术""手术减重"。减重代谢手术是通过胃肠道手术达到减重和改善肥胖并发症的医学治疗手段，是医学界公认的针对病态肥胖及其并发症有明确且持久治疗效果的唯一手段。减重代谢手术有多种方法，绝不限于"切胃"1种。随着治疗的普及和效果的显现，减重代谢手术开展的越来越多。国内开展较多的是腹腔镜下袖状胃切除术，这也是人们知悉的"缩胃术"，也就是俗话说的"切胃"。

02 我听说对于病态肥胖，手术是目前最有效的治疗方法，是这样吗？

是的。对于病态肥胖，手术最大优势在于可以改变中枢对食欲的控制，形成良性的胃肠道中枢交流。手术不仅对下丘脑的能量平衡系统起作用，还会影响与食欲相关的不同脑区，如奖励系统（食物成瘾性）、认知系统（抑制性控制，即对食物的自制力）、情绪和记忆系统（情绪性暴食）、注意力系统（对食物的关注度），从而有效减重，长期维持，改善多种代谢紊乱，目前已被推荐用于治疗与肥胖相关的多种代谢紊乱，主要是糖尿病、高血压、PCOS 以及睡眠呼吸暂停综合征等。

03 除了俗话说的"切胃"之外,手术减肥还有哪些方式呢?

减重代谢手术主要经腹腔镜开展,也就是俗称的"微创手术",常见术式包括腹腔镜下袖状胃切除术(LSG)、腹腔镜 Roux-en-Y 胃旁路术(LRYGB)、胆胰转流十二指肠转位术(BPD/DS)等。

近年来,随着代谢外科的发展,还有更多的新型减重术式应用于临床,如袖状胃切除术联合单吻合口十二指肠回肠旁路术和保留胃幽门的胃肠减重代谢手术。

04 "切胃减肥"是不是把胃切了,然后我就吃不下东西,所以就瘦了,对吗?

"切胃减肥"的标准手术名称是袖状胃切除术,通过腹腔镜微创技术开展。切除胃组织后胃容积减少,限制热量的摄入,这只是袖状胃切除术减肥的部分原因。另一方面,通过切除部分胃组织,改变胃饥饿素等相关激素水平,从而达到减肥的目的。近期研究发现,袖状胃切除术后脑部摄食相关功能区域功能出现变化,说明袖状胃切除术减肥绝不仅仅是术后吃的少了那么简单。

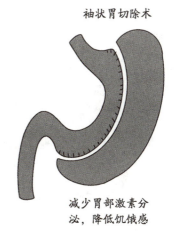

袖状胃切除术

减少胃部激素分泌,降低饥饿感

05 最常使用的减肥手术方式是什么?

减重代谢手术全球报道多达 50 余种,目前国内以腹腔镜下袖状胃切除术开展最多、应用最广。也就是人们熟知的"缩胃术"。

该术式是将支撑管插入胃腔小弯侧，选取胃大弯侧距幽门 2～6cm 作为起始点，沿胃内支撑管切割，切除胃体、胃底组织，剩余胃腔呈"袖口状"，因此称袖状胃切除术。该术式操作相对简单，胃肠道连续性未断，手术用时短、手术风险小。而临床研究发现，该术式可以取得显著的减轻体重、改善糖脂代谢等效果，因此在临床中应用最多。

06　手术减肥就是抽脂吗？

谈到手术减重，很多人会问："是不是就是抽脂手术？"甚至完全认为是一回事儿，这是不正确的。抽脂手术是指在麻醉状态下利用器械通过皮肤小切口伸入皮下脂肪层，将脂肪碎块吸出以达到去除脂肪的手术方法，适用于体态整形。常见的吸脂手术有面部脂肪抽吸、上肢脂肪抽吸、腹部脂肪抽吸、大腿及小腿脂肪抽吸、臀部脂肪抽吸。抽脂手术从结果上来看可以称为"塑形手术"。

手术减重主要是指改善全身代谢的手术，如袖状胃切除术、胃旁路术等。减重代谢手术在控制患者体重的同时，其一系列与肥胖有关的并发症，包括高血压、高血脂、糖尿病、鼾症及睡眠呼吸暂停综合征、PCOS 等，均可得到显著的改善，所以又称减重代谢手术。

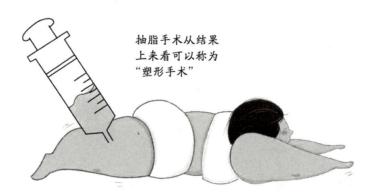

抽脂手术从结果上来看可以称为"塑形手术"

07　都是为了减肥，袖状胃切除术和抽脂手术有什么不同呢？

抽脂术是整形外科中的一种人体外形的微整手术，其原理是通过负压提取出某一部位多余的脂肪，从而在短时间内达到局部减重、减脂、塑形的目的。简单地说，就是以美丽为目的的手术。

减重代谢手术是利用医学手术手段，通过控制摄入、减少吸收、调节相关激素，减轻患者的体重，改变其代谢功能，从而减轻其伴随症状，如脂肪肝、高血压、高脂血症、糖尿病等伴随疾病。简单地说，就是以健康为主要目的的手术。

08　什么情况下才需要手术减肥？

在排除继发性肥胖的基础上，根据《中国肥胖及 2 型糖尿病外科治疗指南》（2019 版），单纯性肥胖患者 BMI 达到 $32.5 kg/m^2$ 就推荐手术治疗，肥胖合并 2 型糖尿病患者则 BMI 达到 $27.5 kg/m^2$ 便推荐手术治疗。

手术有严格的标准，具体是否适合手术，需经医生综合评估判断。有些人为了追求体型瘦，达不到减重代谢手术的标准，也强烈要求减肥，这是不可取的。

09　像我这样重度肥胖的人，做手术的人多吗？

当前我国减重代谢外科取得了长足的发展，特别是全国各地相继建立了临床研究中心，并开展了多中心合作，积累了大量的多中心临床数据。我国减重代谢手术量已经由 2014 年的 4000 例增长到每年 1 万例以上，术式方面也与欧美等发达国家没有明显差异。

我国是肥胖和糖尿病大国，潜在减重代谢手术患者数量大，随着减重外科专业科学普及、人们对健康重视度逐渐增强，相信会有越来越多的肥胖、

2型糖尿病患者从减重代谢手术中获益。

10 我不想手术，但医生告诉我手术对我来说是最好的治疗方式，为什么呢？

肥胖导致体内脂肪堆积过多或分布异常，是一种代谢性疾病，其并发症多达16种，如糖尿病、高血压病、脂肪肝等，严重影响人们的健康。当肥胖达到一定程度时，单纯利用运动、节食、药物等减肥方法，难以取得或保持理想的减肥效果，这种情况就需要手术减重。通过手术，可以明显减少多余体重，并显著改善肥胖相关的糖脂代谢，降低异常升高的血压，逆转脂肪性肝损伤等。

临床诊疗工作中，医生会根据相应的诊疗指南规范来评估患者是否适合手术，一旦建议你手术治疗，那么对于你来说手术获益预期大于潜在风险，是适合手术治疗的。

11 我想手术，让身材更苗条一些，但医生告诉我达不到手术标准，为什么呢？

减重代谢手术是一种医疗行为，有着严格的标准指征。根据《中国肥胖及2型糖尿病外科治疗指南》(2019版)，单纯性肥胖患者BMI达到$32.5kg/m^2$推荐手术治疗，肥胖合并2型糖尿病患者BMI达到$27.5kg/m^2$推荐手术治疗。不同的肥胖程度手术治疗推荐等级不同。

如果你达不到手术标准，仅仅是为了更漂亮，当然不能进行手术。目前针对低BMI值的肥胖或超重患者，不推荐手术治疗主要基于两方面原因：一是超重或轻度肥胖，通过药物、营养、运动、中医针灸等治疗,可以取得较为明显的减重效果;二是尚缺乏足够的支持超重或轻度肥胖通过手术减重获益的临床研究证据。因此,对于超重或者轻度肥胖,尤其未合并糖尿病等代谢疾病的患者,不推荐手术治疗。

12 减重代谢手术需要住院吗?住院需要多久?

减重代谢手术多利用创伤小、恢复快的微创技术,例如腹腔镜技术。因为需要全面评估减重代谢手术的有效性及安全性,往往术前 3～4 天入院进行术前检查,术后恢复 3～5 天出院,一般来说整个流程需住院 6～9 天。具体时间还需要综合患者肥胖程度、既往检查是否完善确定。

13 我正准备怀孕,请问做手术后影响怀孕吗?

术后建议育龄期女性 12～18 个月内避免怀孕。减重代谢手术术后营养摄入、吸收受影响,重建平衡需要一个过程,为避免发生孕妇、胎儿营养不良,建议术后短期(12～18 个月)内避免妊娠。

14 减重代谢手术对肥胖导致的不孕不育有治疗作用吗?

不孕不育和性激素水平紊乱有密切的关系,而肥胖的并发症之一便是性激素水平紊乱,例如 PCOS 等,甚至影响生育。减重代谢手术可以治疗这种并发症,因此减重代谢手术对肥胖导致的不孕不育有一定的治疗作用,术后怀孕的可能性也大大增加。

15 我想通过手术减肥,但是我的家人不同意怎么办?

家人和朋友的支持是非常重要的,如果你身边的人都能理解并支持你的

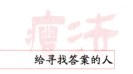

话，那你会取得更长久、更成功的减重效果。

如果你的家人不同意手术，大多是因为不了解肥胖的危害。你需要让他们了解肥胖是一种会严重影响寿命及生活质量的疾病，而手术不是简单为了美。和他们讨论减重代谢手术的原理，告诉他们减重代谢手术后带来的多方面获益，一般可以取得他们的理解和支持。

16　我来医院接受手术期间需要家人陪同吗？

减重代谢手术多在腹腔镜下开展，创伤小，术后恢复快，住院周期短。术后短期（多在术后第 1～2 天）需要家人陪护，如果术后恢复顺利，患者已经可以自理，就不需要家属陪护。

17　做完手术后可以运动吗？

减重代谢手术术后早期（术后第 1 天）患者便可以下床活动。随着术后康复循序渐进，运动量逐渐增加，运动形式逐渐丰富。随着体重的降低，患者运动时的心脏负荷、关节负重越来越小，此时更鼓励患者提高运动量与运动强度。建议患者术后远期养成每日运动的习惯，如每天在家做仰卧起坐、俯卧撑等运动。

18　减重代谢手术后多久可以上班？

减重代谢手术利用腹腔镜微创技术，创伤小，术后恢复快。住院时间根据患者术后恢复的不同情况略有差异，一般术后 3～5 天即可出院，出院即可上班，可从事非重体力、强度不大的工作。

19 我身体肥胖并伴有糖尿病，减重代谢手术适合我吗？

在肥胖导致的众多并发症中，糖尿病是多见的。中国成年人中患糖尿病的人群比例为 11.6%，约为 1.139 亿人；而肥胖群体中患有糖尿病的人数占 41.5%。调查显示在糖尿病患者中，65% 的人超重或者肥胖，约为 7404 万人。

近年来越来越多的肥胖患者接受了减重代谢手术，并取得了良好的减重效果。手术不仅有效减轻了患者的体重，也显著改善了大部分患者并存的血糖代谢紊乱。在接受手术后，一些肥胖患者术前并存的糖尿病得到临床缓解甚至是临床完全缓解。减重代谢手术对 2 型糖尿病，尤其与肥胖相关的糖尿病治疗效果明显。当然也受患者病史长短、胰岛功能状况的影响。

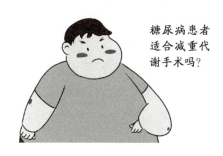

糖尿病患者适合减重代谢手术吗？

值得注意的是，减重代谢手术并不能使所有的糖尿病患者获益。对于胰岛功能受损严重的患者，通过手术治疗糖尿病的作用效果就比较差了，所以如果肥胖伴有糖尿病，还是尽早进行手术比较好。

20 肥胖并伴有糖尿病的患者，做完手术后有哪些好处呢？

对于肥胖伴糖尿病的患者来说，持久、显著地减轻患者体重是目前为止最为有效的治疗手段。减重代谢手术可以显著降低肥胖人群 2 型糖尿病的发生率，缓解 2 型糖尿病患者的血糖；显著解决或改善 2 型糖尿病和其他肥胖合并症，如心血管疾病等；减少 2 型糖尿病和其他合并症的药物使用。相比不接受手术治疗，进行减重代谢手术可以显著降低患者死亡风险，患者的住院时间及住院花费显著减少。相比药物治疗，实施减重代谢手术的患者在整体健康、情感健康、身体与社交功能、痛苦缓解以及个人精力恢复等方面都

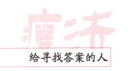

给寻找答案的人

有不同程度的改善。

21 我身体肥胖同时患有高血压，做减重代谢手术对我的高血压有好处吗？

肥胖常伴有代谢综合征，其中就包括高血压。1995年美国医生Pories发现做了减重代谢手术的患者糖尿病也同时治好了。以后逐渐发现，减重代谢手术不仅对糖尿病有效，对多囊卵巢综合征、睡眠呼吸暂停综合征和高血压都有很明显的治疗效果。70%以上肥胖伴有高血压的患者，在做了减重代谢手术后10天内血压完全恢复正常，可以停用所有降压药物。

究竟哪些高血压患者进行减重代谢手术治疗会有效果，目前还缺乏确切的结论。年轻患者的血压与内分泌紊乱关系密切，手术治疗会有较好的效果。而高龄患者血管已经发生硬化、狭窄性改变，减重代谢手术后高血压不一定能够改善。当然，由于肾脏特殊肿瘤等引起的继发性高血压，不适合减重代谢手术治疗，需要做肾上腺肿瘤切除手术。

22 减重代谢手术需要全身麻醉吗？

减重代谢手术是经腹腔镜进行的胃肠道手术，手术需建立气腹，需要在全身麻醉下才能进行。全身麻醉产生中枢神经系统感知功能的暂时抑制，这种抑制是完全可逆的和安全的，对身体没有太多影响。

23 做减重代谢手术需要灌肠吗？

减重代谢手术不同于结直肠手术，减重代谢手术涉及胃肠道的部分基本在胃、小肠部分，因此术前无须常规灌肠。

24 整个减重代谢手术过程要多久？

减重代谢手术方式多样，不同术式时间差别较大。以国内开展最多的腹腔镜下袖状胃切除术为例，成熟外科医生进行1台腹腔镜下袖状胃切除术时间基本能控制在30～60分钟左右。当然，患者进入手术室后需进行术前准备、麻醉、术后苏醒、观察等，整个手术从进入到推出手术室需3～4小时左右。

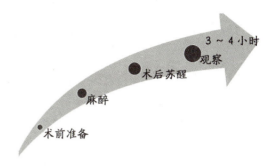

25 减重代谢手术切除的胃组织还能再长出来吗？

不同术式的减重代谢手术对胃组织的处理存在差异。以开展最多的袖状胃切除术为例，即人们俗称的"缩胃术"，术后切除的胃组织细胞不会再长回来。但由于胃壁是肌性结构，在胃内容物压力的作用下，胃腔会有一定的扩张。

26 据说做减重代谢手术要用到的吻合钉，手术后还要取出来吗？吻合钉在体内会有什么不好的影响吗？

减重代谢手术用到的吻合钉在钉合胃组织之后留在体内，不需要取出。过去传统开腹手术是用缝合线来缝合伤口的，现代减重代谢手术是用手术专用的切割缝合器来完成缝合操作。切割缝合器可以在切割的同时自动用吻合钉将器官缝合，有安全、高效、稳定的优点，可以快速、精密地缝合伤口，减少手术时间，提高手术安全性。

因为吻合钉的体积非常小，因此它留在体内并不会给人带来异物感。而

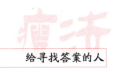

且更重要的是，吻合钉均采用钛合金制造，钛合金具有高生物相容性，没有毒性，也不会产生排斥反应，因此留它在体内是安全的。经过几十年的检验，钛合金在体内的安全性是长期有效的。

27 减重代谢手术留在体内的吻合钉是什么材料？做磁共振检查有影响吗？

减重代谢手术留在体内的吻合钉是不具有磁性的钛合金材料，钛合金之所以被广泛应用于医学，正是因为它的这种特性，现在临床常用的吻合钉不影响患者术后做磁共振检查。不具备磁性的钛合金钉是可以通过安检和医院的核磁共振检测的，因此在体内的几个钛合金吻合钉，对做磁共振检查不会造成任何影响。

28 我70多岁了，还能做减重代谢手术吗？这个手术有年龄限制吗？

根据《中国肥胖及2型糖尿病外科治疗指南》(2019版)，手术患者年龄一般在16～65周岁。针对小于16岁或超过65周岁的患者，是否可行减重代谢手术，需根据患者自身情况，经多学科医生综合讨论决定。

29 长期抽烟的人，能做减重代谢手术吗？

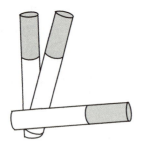

长期抽烟的人能否接受减重代谢手术，需进行心肺功能检查评估决定。减重代谢手术属于择期手术，对拟行手术的患者，一般要求术前戒烟至少2周，并进行呼吸功能锻炼。

30 我以前做过胃肠道手术，还能做减重代谢手术吗？

既往胃肠道手术有可能造成不同程度的腹腔粘连，有的可能给减重代谢手术的实施带来不同程度的困难。

若既往因胃肠道肿瘤进行过手术治疗，则不宜进行减重代谢手术。如既往进行了阑尾切除术，基本不影响手术的开展。若既往做过局部小肠切除吻合术等，亦可开展袖状胃切除术。医生会根据具体情况综合评估确定。

31 肥胖患者合并胃溃疡，可以做减重代谢手术吗？

减重代谢手术术前常规行胃镜检查，发现溃疡需进行病理检查排除恶性病变。再根据溃疡部位、大小决定手术方式及手术时机。

32 对于女性来说，做减重代谢手术需不需要避开月经期？

减重代谢手术为择期手术，一般建议患者手术避开月经期。

33 肥胖孕妇可以做减重代谢手术吗？

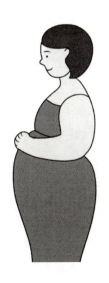

肥胖患者在妊娠期间不能进行减重代谢手术，减重代谢手术围手术治疗期间麻醉、药物、有创操作等可能增加流产、早产风险。且术后营养平衡的建立需要一定时间，也可能对孕妇、胎儿生长发育造成不利影响。

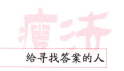

34 肥胖儿童可以做减重代谢手术吗？

根据《中国肥胖及2型糖尿病外科治疗指南》（2019年版），对于年龄小于16岁的肥胖患者，须经营养科及儿科等多学科讨论，综合评估可行性及风险，待患者家属知情同意后谨慎开展。

35 采用袖状胃切除术减肥，切除的胃组织大约占比多少？

袖状胃切除术，即人们熟知的"缩胃术"，操作要点是距幽门2～6cm处作为胃大弯切割起点，紧贴胃小弯侧的支撑管向上切割，完全切除胃底和胃大弯，完整保留贲门。大致切除了60%～75%的胃组织。

36 袖状胃切除术，切除的胃组织去哪里了？

根据手术标本管理相应规范，减重代谢手术切除的胃组织常规送病理科做病理检查，以进一步明确胃部是否存在其他病变。

37 减重代谢手术术前检查的意义是什么？

减重代谢手术术前检查的意义主要有：一是筛查肥胖原因，排除继发性肥胖，并评估肥胖常见并发症的发生状况；二是评估患者心肺等重要脏器功能，看患者是否耐受全身麻醉下的减重代谢手术。

38 减重代谢手术可以治疗多囊卵巢综合征吗？

部分PCOS跟肥胖相关。肥胖可使女性睾酮水平升高，卵巢多囊样改变，临床出现月经不规律、月经周期延长、经期短、月经稀发，甚至影响生育功能。减重代谢手术可通过减轻患者体重，治疗肥胖相关的PCOS。

39　减重代谢手术可以治疗黑棘皮病吗？

肥胖可以导致黑棘皮病的发生。而随着减重代谢手术显著的减肥效果，多数患者在体重减轻时，黑棘皮症状明显减轻或者消失。

40　减重代谢手术对男性性功能有影响吗？

肥胖可使男性激素出现紊乱，雌激素水平上升、雄激素水平下降，性需求降低。而减重代谢手术在减轻体重的同时，能够纠正男性性激素的紊乱，对男性性功能、生育功能产生趋好趋利的影响。

41　减重代谢手术可以治疗脂肪性肝损伤吗？

减重代谢手术后，随着多余体重的减少及糖脂代谢的纠正，脂肪性的肝损伤可有不同程度的逆转。

42　手术之所以能减肥，是因为术后吃的东西少了吗？

减重代谢手术通过限制热量摄入、减少吸收等途径达到减轻体重的目的。不同术式各有侧重，如袖状胃切除术主要以限制热量摄入为主，而胃旁路术以减少吸收为主。但任何减重术式都不仅通过单一途径发挥作用。此外，研究显示减重代谢手术还可以改变体内代谢相关激素、调控食欲等。因此，减重代谢手术是通过多种途径，达到减轻体重、改善代谢的目的，而不是仅仅控制进食。

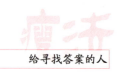

给寻找答案的人

43 通过手术减肥，还需要联合其他减肥手段吗？

手术减肥效果显著，但术前利用代餐、药物、中医针灸减轻体重可降低手术风险，术后视情况联合其他减肥方法可以使减肥效果更明显、更持久。因此为了取得显著的减肥效果，达到顺利减肥不反弹的目的，手术减肥可以与其他减肥手段配合使用。

44 手术减肥，好好的胃为什么要切掉那么多呢？

不少肥胖患者或家属都有这样的顾虑："手术减肥，好好的胃为什么要切掉那么多呢？"其实针对肥胖患者而言，胃已经不是"好好的"胃了，胃产生胃饥饿素等，参与了体内代谢紊乱的形成。袖状胃切除术虽然切除了大部分胃组织，但纠正了与之相关的代谢紊乱激素，从而改善了机体代谢。

45 我肥胖并患有糖尿病，是不是等药物治疗控制不佳时再选择手术比较合适？

血糖升高会导致一系列大血管、微血管病变，损害全身多个脏器功能。若等药物控制不佳再考虑手术，那时糖尿病多种并发症已经出现，胰岛功能也有不同程度受损，再行手术亦难以取得良好的效果。正确的做法是肥胖相关的2型糖尿病一经发现病变，应完善检查，多学科评估是否有手术指征。若达到手术标准，宜及时进行手术治疗，方能取得良好的减重控糖效果。

46　手术减重效果如何？

肥胖是困扰人类健康的棘手难题。针对 BMI 达到 $32.5kg/m^2$ 的肥胖而言，与药物、运动、节食等手段相比，手术减重效果最显著、最持久。以 2021 年权威医学杂志《柳叶刀》上发表的减重术后 10 年随访来看，减重代谢手术减轻体重效果显著。

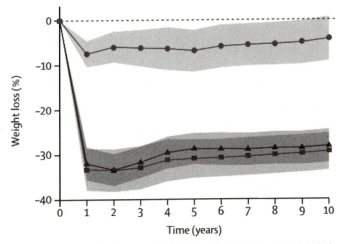

图：RYGB 术后（▲）、BPD 术后（■）、非手术（●）体重变化曲线
（图片来源：Metabolic surgery versus conventional medical therapy in patients with type 2 diabetes: 10-year follow-up of an open-label, single-centre, randomised controlled trial，Lancet 2021）

47　肥胖达到一定标准，都能通过手术进行减肥吗？

是否可以手术减肥并不仅依据肥胖的程度。首先要排除继发性肥胖，其次还有其他不适合手术的情况，如：滥用药物或酒精成瘾或患有难以控制的精神疾病；智力障碍或智力不成熟，行为不能自控者；对手术预期不符合实际者；不愿承担手术潜在并发症风险者；不能配合术后饮食及生活习惯的改变，依从性差者；全身状况差，难以耐受全身麻醉或手术者。这些肥胖者都不宜进行手术减肥。

48 手术减肥后我能瘦多少斤?

减重代谢手术后可以瘦多少斤,跟术前体重有很大关系,减重代谢手术后多数患者体重明显下降,术后2年体重可以降到最低值。临床实践中发现,绝大部分患者可以减少总体重的30%~40%,部分患者甚至可以减少术前总体重的50%。

49 手术减肥后会反弹吗?

减重代谢手术在减少多余体重,降低异常升高的血糖、血压、血脂等方面具有明显突出的优势,效果显著。但如同其他减肥手段一样,手术减肥也存在体重反弹的可能。手术减肥体重反弹的比率、程度大大低于其他减肥方式。

减重代谢手术改变了胃肠道结构,饥饿感下降,从而限制摄入更多的食物,有的术式还能同时减少食物的吸收。经过10多年的临床观察发现,远期复胖率仅为5%~10%。若术后严格遵照指导及定期随访,在很大程度上能杜绝复胖。

50 手术减肥,是不是可以一劳永逸了?

减重代谢手术可以明显减轻肥胖患者的多余体重,是现有措施中减肥效果最好的方法。但手术并不是一劳永逸。减重代谢手术可以在术后短期内带来明显的减肥效果,肥胖患者应在此基础上摒弃不健康的生活方式,

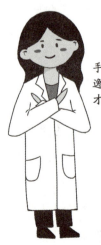

手术减肥不会一劳永逸,健康的生活方式才能长久维持效果

养成健康饮食的习惯，长久效果的维持仍需要多方面的努力。

51 减重代谢手术后体重反弹怎么办？

少部分患者术后在体重明显减轻后出现体重反弹、复胖。根据体重反弹的程度，需要配合代餐、中医针灸等其他方式减重，必要时行修正手术治疗。为了避免这种情况的出现，建议在体重有反弹苗头时，就要反思自己的生活方式，尽快配合其他方式使体重降下来。

52 手术减肥，术后多久体重可以降下来？

肥胖患者行减重代谢手术，术后1个月便可观察到明显的体重减轻，随着时间的推移，多数患者体重进行性下降，至术后2~3年体重渐趋于稳定。

53 手术减肥要切除一部分胃，听起来很可怕哦，会不会对身体造成不良影响？

目前比较成熟的减重代谢手术例如袖状胃切除术，也就是在腹部开3~5个小孔，在腹腔镜下将胃切除一部分，达到减肥的目的。这个手术不需要大的切口，在腹腔镜下即可完成，大概需要1个小时的时间。虽然是切除胃的一部分，但手术并不复杂，和阑尾手术、胆结石手术差不多。

54 减重代谢手术远期看对身体有什么危害吗？

减重代谢手术可以明显减少多余体重、改善糖脂代谢等，也存在着远期并发症的可能。主要不利影响是发生吻合口溃疡、倾倒综合征、营养不良、反流性食管炎等。对于减重代谢手术最主要的危害，是吻合口漏或

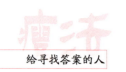

者吻合口、缝合口的破裂等，可以引起严重的腹腔感染。对于出现这种情况的患者，术后需要给予及时的通畅引流，极少数严重的患者需要进行二次手术。

55 减重代谢手术会导致胃癌发病率升高吗？

传统针对消化性溃疡的胃大部切除术，术后由于胃酸等溃疡因素未完全消除，会有残胃癌的发生概率。而随着健康观念的深化、体检常态化及抑酸药革新等医疗技术进步，术后残胃癌的发生率大大降低。

目前尚未有减重代谢手术术后胃癌发病率升高的证据。减重代谢手术后，患者体重降低、肥胖消除，反倒可以降低多种肿瘤的发生率。当然，减重代谢手术后进行定期复查随访，对保持身体健康十分重要。

56 手术减重会有疤痕吗？

减重代谢手术多采用腹腔镜微创技术，腹壁有 3～5 个穿刺孔，小的约 5mm，大的约 12mm。术后穿刺孔愈合，除个别瘢痕体质外，多数患者瘢痕逐渐减轻，外观并不明显。

57 减重代谢手术对身体有什么不良影响吗？

任何手术都存在风险，减重代谢手术逐渐普及，技术日趋成熟。具备开展减重代谢手术能力的医疗机构和外科医生也逐渐增多。总体来说手术风险相对较低，但仍存在发生手术相关并发症的风险，如近期并发症出血、感染、吻合口漏，远期并发症营养不良、吻合口溃疡等。

58 减重代谢手术对大便有影响吗？

不同减重代谢手术，对大便的影响不同。袖状胃切除术后，短期内流质饮食因纤维素摄入不足等因素，部分患者出现便秘。随着时间的延长及进食的恢复，多数可逐渐缓解。而诸如胆胰转流、十二指肠转位术等手术，术后可能出现腹泻。

59 手术后皮肤会松弛吗？

减重代谢手术可以明显减轻多余体重。术后随着体重大幅度降低、皮下脂肪大量较少，部分患者会出现皮肤松弛现象，以腹部皮肤最明显。少数患者还需行皮肤整形手术。因此，我们主张减重术后患者要逐渐加强运动，脂肪减少的同时增加肌肉含量，以减轻皮肤松弛的现象。

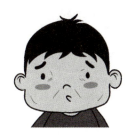

60 减重代谢手术有什么风险吗？

大众对减重代谢手术的风险存在一定的误解，其实手术的风险并没有想象中那么高。减重代谢手术属于医疗操作，当然也存在着发生近期、远期并发症的可能。减重代谢手术并非传统开腹手术，一般在腹腔镜下操作，出血量小，时间短，手术风险相对较小。

另一方面，在肥胖人群中，未实施手术的患者相比实施减重代谢手术的患者死亡风险增加8倍；而接受减重代谢手术患者较不接受手术者，死亡风险显著降低89%。减重代谢手术风险甚至低于腹腔镜胆囊切除手术，其危险性是比较低的。

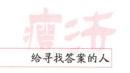

61　减重代谢手术影响寿命吗？

减重代谢手术不仅不影响寿命，还可以通过减少多余体重、改善多种代谢紊乱，降低疾病发生，延长寿命。根据2021年顶尖医学杂志发表的文献，通过对17万余肥胖患者进行调查分析显示，减重代谢手术可以延长肥胖患者寿命约6.1年，而肥胖合并糖尿病患者通过手术延长寿命的效果更明显，平均达到9.3年。

62　我已经决定行减重代谢手术治疗，术前采用其他手段减轻体重有什么意义吗？

对于已经决定接受手术的肥胖患者，术前利用药物、代餐、中医针灸等方法减轻体重，可以降低手术风险。因此，减重代谢手术的开展需要多学科团队协作。

63　如果我决定做手术减肥，需要做哪些准备呢？

（1）术前检查：术前要做一些与肥胖相关的内分泌和代谢检查。检查主要目的是排除继发性肥胖，评估患者心肺等重要脏器功能，判断身体机能能否耐受手术治疗等。

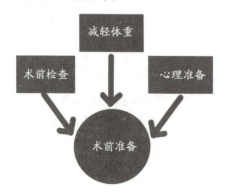

（2）减轻体重：术前通过药物、针灸、代餐等保守措施减轻体重，可以改善患者心肺功能，降低麻醉、手术等操作难度，缩短手术时间，最终降低手术风险。

（3）心理准备：而术前精神情绪的调控亦有利于术后的康复，

因此可以进行心理干预、中医调理，舒缓紧张的情绪，利于术后快速康复。

64　我马上要手术，现在担心、焦虑甚至失眠怎么办？

手术减肥毕竟是一种医疗行为，尽管安全性很高，如果你仍存在术前焦虑、紧张的问题，这是正常的。特别是当你听到可能存在的手术并发症后，往往会有心理压力，焦虑加重，严重时甚至失眠。此时可以请专业人员进行心理疏导，亦可利用中医穴位疗法进行按摩或者耳穴压豆等方式缓解紧张焦虑的情绪。

65　我已经准备做减重代谢手术，术前我能吃东西吗？

减重代谢手术一般不需要做胃肠道准备，但是要求术前1天进食易消化、排空快的流质、半流质饮食，例如牛奶、粥、面条等，手术当日禁食、禁水。

66　手术前为什么让我进行吹气球？

吹气球是一种呼吸功能锻炼的方式。进行呼吸功能锻炼，有利于提高术中氧合指数，改善机体氧供，减少术后拔管脱机困难的概率，并能减少术后肺不张、肺部感染的发生。

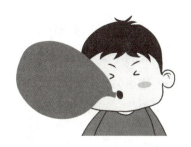

67　做减重代谢手术，术后多久可以下床活动？

减重代谢手术多为微创手术，一般术后第1天便可以床旁活动。早期下

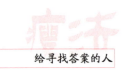

床活动可以减少肺不张、坠积性肺炎、下肢静脉血栓形成等并发症的发生，还可以促进胃肠功能的恢复，也有术后当天即下床的案例。

68　做减重代谢手术，术后多久我可以进食？

减重代谢手术作为胃肠道手术，一般在胃肠功能逐渐恢复时开始饮食，肛门排气后就可以开始进食流质饮食。多在术后第一天开始流质饮食，并根据术后恢复逐渐增加流质饮食量。术后饮食的恢复遵循循序渐进、少食多餐的原则，早期多以流质饮食为主，术后数周逐渐过渡到半流、软食等。

69　我经常出差，做减重代谢手术后我还能坐飞机吗？

术后患者恢复情况略有差异，一般患者术后出院就可以乘坐飞机。但患者出院后身体有一个逐渐恢复的过程，若感到身体疲乏、上腹饱胀不适，则建议暂缓乘坐飞机。

70　减重代谢手术术后会痛吗？

减重代谢手术创伤小、术后恢复快，但毕竟是手术治疗，术后会出现程度不等的疼痛不适，多见于术后第1天，术后第2天起疼痛逐渐消失。现行手术往往会配合镇痛泵、穿刺孔局部浸润麻醉等方法减轻术后疼痛，加快康复进程。

71　减重代谢手术术后多久需要复查？

减重代谢手术术后需进行科学的随访复查，一般建议术后1个月、3个月、6个月、12个月、24个月、36个月随访复查。

72 我做了减重代谢手术后，还可以饮酒吗？

减重代谢手术术后 3 个月内避免饮酒。而鉴于饮酒对肝功能等脏器的损伤，建议术后尽量不要饮酒。

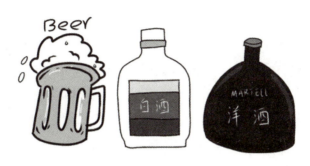

73 我做了减重代谢手术后，还能进行高强度运动或重体力劳动吗？

减重代谢手术后短期内不宜进行高强度的运动或重体力劳动。运动、劳动强度应逐渐增加，进程及耐受程度在不同患者中存在差异。根据个体情况，术后 3 ~ 6 个月逐渐开始强度较高的运动或劳动为宜。

74 减重代谢手术术后要补充营养吗？

减重代谢手术从限制热量摄入、减少吸收等多个方面调整机体代谢情况。营养不良是无法完全避免的并发症，如缺铁性贫血等。术后需补充必要的微量元素、维生素，常见的多种微量元素、复合维生素片剂可作为日常补充的选择。

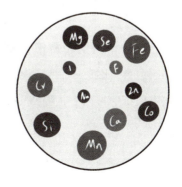

75 我做了减重代谢手术后，还可以接种新型冠状病毒疫苗吗？

目前新冠病毒疫苗接种禁忌主要针对过敏性体质、急性疾病及严重的慢性疾病的人群。减重代谢手术史不是接种疫苗的禁忌证，也就是说仍然可以接种。

76 减重代谢手术后进食有什么注意事项？

减重代谢手术后进食遵循循序渐进的原则，一般主张胃肠功能恢复后进流质饮食，4 周后逐渐改为半流质、软食。建议进食速度放缓，少食多餐，充分咀嚼。

77 我做了袖状胃切除术后，还能做胃镜检查吗？

减肥手术对胃镜检查的影响，因术式不同而异。如袖状胃切除术对胃镜检查无影响。而胃旁路手术，因改变了胃肠生理结构，远端胃腔闭合后胃镜无法进入而不能行胃镜检查，因此术后患者出现腹部不适，需及时就诊，在医生专业指导下进行相关诊疗。

78 手术后可以喝咖啡吗？

咖啡、浓茶类饮品易使胃酸分泌增加，影响胃黏膜愈合，因此术后早期不建议喝咖啡、浓茶。而术后 1 个月以上，喝咖啡多无影响。

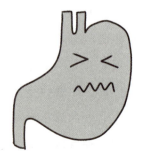

79 手术后反酸、烧心怎么办?

袖状胃切除术后部分患者可能出现反酸、烧心。多数患者经抑酸药物治疗可明显缓解,极个别反酸、烧心严重影响生活质量,且内科药物无效者,可进行修正手术,如将袖状胃切除术改成胃旁路术。

80 我身体肥胖伴有糖尿病,在减重代谢手术出院后,还需要药物治疗吗?

减重代谢手术逆转糖尿病机制复杂,除依赖体重减轻改善胰岛素抵抗之外,还有非体重依赖方面的因素。减重术后短期内食物摄入减少,糖尿病治疗以加强监测为主,视血糖控制情况决定是否需要药物治疗,尤其需要预防术后低血糖的发生,若有不适及时就诊。

81 减重代谢手术后,我还需要补钙吗?

减重代谢手术后可能导致营养缺乏,维生素 D 和钙元素缺乏可导致骨密度降低,增加骨折风险,因此术后定期复查骨密度、血清维生素 D 水平等,并可适当补充活性维生素 D 及钙片,可以减少手术后骨密度降低甚至骨折发生的风险。

82 手术后需要拆线吗? 多久拆线?

减重代谢手术多采用腹腔镜微创技术开展,体表仅有 3~5 个穿刺器孔,可通过皮内缝合、组织胶水粘合等,术后不需要拆线。

如果是通过普通丝线缝合,创伤小、恢复快,根据外科手术基本规范,腹部切口术后 7 天左右拆线。

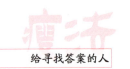

给寻找答案的人

83 减重代谢手术后多久来复查？主要查哪些项目？

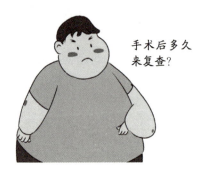

术后定期随访，可以减少术后并发症的发生，并通过随访时的宣教，及时纠正尚存的不合理的生活方式，保持最持久的减重效果。术后1个月主要复查肝肾功能、电解质；术后3、6、12、24、36个月，还要检查微量元素、维生素，以及糖脂代谢相关指标、肥胖相关并发症的改善情况等。

埋线篇

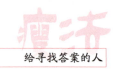

给寻找答案的人

01 什么是埋线减肥?

肥胖从医学上讲就是体内脂肪积聚过多。有的人胃口较大,有的人代谢较低(表现为怕冷),有的人排泄不畅(表现为便秘),有的人饮食结构不合理,这些因素都将导致脂肪储存在体内,形成肥胖。从中医学的角度来说,肥胖是体内五脏六腑功能失调,代谢不畅形成的。

埋线减肥是一种长效针灸方式(每周1次),该方式通过肥胖者的症状表现,推断内在脏腑的功能失调,然后设计出恰当的减肥方案,通过一种高分子聚合物线体材料在人体穴位内产生刺激,对涉及肥胖的各个环节进行微调,持续"校正"脏腑功能,使脏腑功能"各就各位",清除多余脂肪,达到减肥目的,这就是埋线减肥。

埋线减肥已经有多年的历史。近年来,经过在技术方面的改进,以及与现代医学、营养学的结合,使埋线减肥更加规范化和专业化。埋线不仅可以通过刺激人体相关穴位,疏通人体经络、改善机体代谢,达到减肥的目的,而且可以调节经络、疏通气血,改善很多人体的亚健康症状。

02 埋线减肥的原理是什么?

"埋线减肥"的减肥方式是以针灸减肥为原型演变而来的。由于针灸刺激穴位是短暂的,也就是说,针灸针只能在穴位里刺激一段时间(通常是20~30分钟),然后必须取出针具,所以刺激效果不能够长期维持,必须经常进行针灸(通常每天1次或隔天1次),积累到一定的程度才

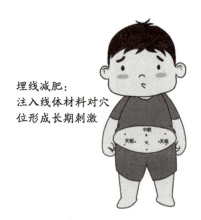

埋线减肥:
注入线体材料对穴位形成长期刺激

能达到减肥效果。这就需要减肥者多次往返医院，花费大量精力和时间，所以非常不方便。

应用现代生物材料医学研究成果，通过在身体穴位内注入一小段线体材料的方式对穴位形成长期刺激，代替针灸的短暂刺激，可以更加有效地发挥针灸减肥的作用。

03　埋线1次可以瘦多少斤？

埋线1次可以瘦多少斤，这个问题不是一概而论的。埋线后的体重下降受多种因素的影响，包括肥胖程度，身体健康状况，饮食行为习惯，患者的配合因素等等，这些都与体重下降密切相关。另外，埋线减肥并非一蹴而就，往往需要多次治疗才能达到比较理想的效果。

04　埋线减肥是手术吗？

埋线减肥不是手术，在操作时，只需要用一根很小的注射针，将线体材料注入穴位即可。既不需要麻醉，也不需要切口，1个穴位只需要1~2秒钟的时间，几乎是没有痛苦的。

05　埋线是埋的什么线呢？有药物吗？

埋线减肥所使用的线体材料是一种人体可吸收的高分子聚合物材料，这种材料不含药物，仅仅依赖线体在体内刺激发挥作用。这些线体材料包括聚乙交酯丙交酯（PGLA）、聚乙交酯（PGA）和聚对二氧环己酮（PDO）等，材料在体内最后分解为二氧化碳和水，被人体吸收代谢。

06 埋线材料还需要取出来吗？

不需要取出。埋线减肥所用的材料是人体可以吸收的高分子聚合物材料，经过一段时间之后，材料就被人体吸收了，所以是不需要取出来的。

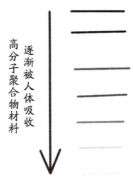

逐渐被人体吸收 高分子聚合物材料

07 埋线材料在体内不取出对身体有什么影响吗？

埋线材料是一根很短的可吸收材料，只有 1～2cm，通过一次性埋线针注入穴位，这种材料在体内作用一段时间后，可以被人体内的酶逐渐分解为极少量的二氧化碳和水，对身体没有不良影响。

08 听说埋线减肥使用蛋白线，什么是蛋白线？

过去埋线减肥所说的蛋白线一般是指胶原蛋白线，胶原纤维是从动物皮肤、软骨、韧带骨骼中经浸煮、水解等多道工序提炼，再经过加捻和交联作用而制成，人体完全吸收时间为 60～90 天。胶原蛋白的吸收时间实际上取决于缝线本身胶原蛋白含量和人体不同部位酶的分布比例，因此差异较大，在应用时需要考虑病情、体质和解剖部位的差别。

胶原蛋白线仍然有一定的免疫原性，容易引起过敏甚至感染，或因不易吸收形成皮下硬结。埋线前需告诉医生是否有过敏史，有过敏史慎用。

过去也有人把羊肠线称作是蛋白线，其实是有区别的。羊肠线成本低廉，因此早期应用广泛。但羊肠线的感染和过敏发生率高，尤其是容易产生难以吸收的结节，目前作为埋线材料的羊肠线在临床上已经基本消失。

09　埋线减肥的线体有长有短，在效果上有什么区别吗？

目前临床上应用的减肥线体，都是高分子聚合线体，例如 PGLA、PGA 等。从长度上来说，有短的材料（1～2cm）和长的材料（5cm）两种。短的材料多用于肥胖体质的调整，有利于整体减肥；而长的材料由于作用面积大，又可以进行透穴治疗，多用于局部减肥，包括腹部、四肢的局部肥胖。

10　埋线减肥有什么作用？

埋线减肥通过肥胖者的症状表现，来推断内在脏腑的功能失调，然后设计出恰当的减肥方案，对涉及肥胖的各个环节进行微调，持续"校正"脏腑功能，使我们的脏腑功能"各就各位"，自动清除多余脂肪，获得最佳的减肥效果。具体来说埋线减肥有以下方面的作用：

（1）在"摄入"方面解决减肥难题。通过中医针灸对经络和穴位的研究，在关键穴位上埋入可吸收的线体，对穴位进行持续的刺激，从而抑制患者的食欲。

（2）促进排泄。对于那些水液代谢不通畅，身体痰湿较重的，可以通过健脾利湿的方法排除多余的水液，同时降低身体对过剩营养的吸收率，也可以使便秘得到改善。

（3）提高基础代谢。在解决了"摄入"的问题后，埋线还可以加快患者体内的循环和代谢速度，提高基础代谢率，让患者每日消耗的热量增加。

（4）身体调理。埋线减肥还可以对患者的身体状况进行调整，解决导致肥胖的体质问题，如阳虚、痰湿、便秘、失眠等，从根本上解决肥胖。

11　埋线减肥痛吗？

埋线减肥基本上没有痛苦，在进行埋线减肥时，一般使用一次性埋线针

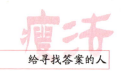
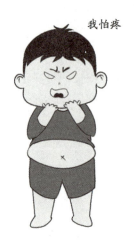
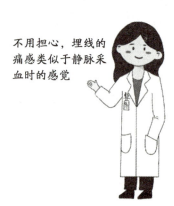

将线体注入穴位内。其疼痛的感觉类似于静脉采血时的感觉，所以大多数人都可以接受。

12 我想做埋线减肥，但是又担心疼痛，可不可以用点麻药进行止痛呢？

可以的。如果要减少埋线的疼痛，可以涂敷少许利多卡因乳膏进行止痛，在进行埋线操作时就基本没有疼痛了。

13 埋线减肥多久做1次？

为了保证减肥的效果，根据临床经验和线体的作用时间，埋线减肥早期以1周1次为宜，后期可以每2周1次。时间太长，线体将失去调节作用。因此，在减肥期间应该按照治疗计划，按时进行埋线治疗，不要随意停止或间隔治疗时间太长。

14 在做埋线减肥时，中间因为出差间断了治疗，影响疗效吗？

埋线减肥要求每周1次，这样可以保持埋线在穴位中的刺激和治疗效果，如果确因出差或其他原因无法坚持埋线治疗，可以暂停，但最好不要超过两周，同时可以每日自我按压一些相关的穴位辅助治疗。值得注意的是，在出差暂停埋线期间，很多人也会忽视饮食调整。此时，要一如既往地坚持接受饮食营养指导，按时汇报饮食。避免大吃大喝，饮食失去规律，导致体重反弹。出差结束后，应尽早继续治疗。

出差是影响减肥甚至导致中止的危险因素，任何一个减肥者都需要在出差之前做好思想准备和计划，以便顺利度过这个特殊时期。

15 埋线减肥需要做多久？

埋线减肥一般是3个月为1个疗程。由于肥胖程度不同。有些患者需要延长埋线减肥的时间，可以设定为半年，一年，甚至两年的时间。当然，在疗程之间需要设定停止埋线治疗的时间，让身体恢复。

16 埋线减肥一般维持多长时间？

埋线减肥达到目的以后，所维持的时间与减肥成功后个人的生活习惯有关，如果在减肥期间学会了如何饮食，那么只要在减肥后继续按照健康饮食的方式，体重就不会有大的波动。如果在减肥期间没有学会如何饮食，减肥后恢复了过去的不良饮食习惯，体重当然就会波动甚至反弹。所以，埋线后体重维持的关键仍然是保持健康的饮食方式，这对体重的维持和身体健康都是非常重要的。

17　埋线减肥的流程是怎样的？

（1）基本资料收集：资料收集是微创埋线减肥的重要一环。只有全面了解肥胖者的现病史、既往病史、家族史、减肥史以及饮食生活习惯等，才能够准确分析肥胖形成的原因，以微创埋线为主调理肥胖体质，然后通过改变饮食行为，适当调整营养结构，配合适当运动才能取得良好的减肥效果。

（2）检查结果评估：在早期轻、中度单纯性肥胖患者中，实验室检查项目初期很少发生变化。伴随着肥胖症状的加重和患病时间的延长，患者可能会出现高胰岛素血症、高脂血症的情况。当肥胖症患者出现各种并发症时，则检查结果会有异常的表现，如并发心血管疾病时，心电图或B超检查可以发现患者有左心室肥厚、心肌劳损的情况；并发呼吸系统疾病时，可出现高碳酸血症的症状；并发糖尿病时，可出现血糖水平升高、尿糖阳性等一系列表现。肥胖患者在治疗前应完善相关检查。

（3）方案的制订：减肥是一项综合性的治疗手段，首先要根据辨证和辨病，确定减肥治疗原则，在此基础上确定治疗方案。减肥方案的制订应结合减肥者的工作和生活习惯，尽量制订不耽搁正常工作的减肥方案。

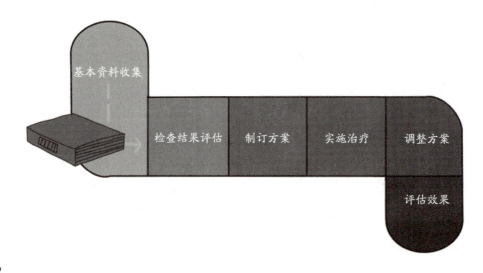

减肥方案的制订是综合性的。除了给予微创埋线减肥外，还需配合基本的饮食控制和运动治疗。对于减肥效果不明显的，还要考虑增加其他方式。

（4）治疗的实施：根据所制订的减肥方案，包括针灸埋线方案，药物方案，饮食方案等实施治疗。在治疗期间，患者需要积极配合，定时来院治疗，按要求与营养师和医生进行沟通，及时解决存在的治疗问题、方案执行问题和行为心理问题。

（5）方案的调整：减肥是一个动态的过程，肥胖者的生理、心理、行为和外在环境在减肥过程中都发生着变化。所以在整个过程中都需要与医生和营养师不断调整减肥治疗方案，并且需要仔细讨论行为和心理变化，得到指导和关怀，保证减肥方案的顺利执行。

（6）效果的评估：在完成减肥疗程后，要对减肥效果进行全面评估。减肥效果的评估不仅仅是体重，还有脂肪含量、肌肉含量等成分的变化，另外身体健康状况的变化，以及各种异常实验室指标的变化，都需要进行全面系统的评估。

有些肥胖患者埋线减肥需要 2～3 个疗程，甚至更长的时间，这就需要每过一段时间做好一个评估，然后在减肥结束后进行最后的评估。

减肥的评估是非常重要的，不仅可以总结在减肥的阶段中，有哪些可以改进的地方，以便能够更加顺利地进行减肥，而且在减肥结束后进行评估和总结，可以让减肥的效果得到保持，避免在短时间内产生反弹。

18 埋线减肥的方案中，除了埋线治疗外，我还需要配合哪些辅助方案？

（1）饮食方案：根据要求改变饮食中的不良习惯，调整饮食结构，按照营养师制订的饮食方案进食。同时记录造成自己体重增加的不良习惯和不正确的饮食方法，然后自己提出解决方案，并在每次回诊时检讨或修改计划。

（2）运动方案：运动方案在减肥过程中虽然并非必须，但是运动方案的

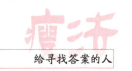

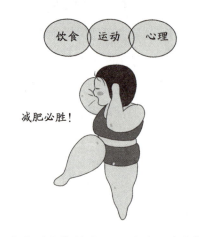

执行可以增加基础代谢率及能量的消耗，而且运动只会减掉脂肪组织，对于非脂肪组织反而会稍微增加，这也是运动的另外一个好处。

（3）心理方案：在整个减肥过程中，减肥者的心理也发生着微妙的变化。在最初的时候肥胖者满怀期望和信心，每一点体重的下降都给他们带来惊喜，但是体重并非恒速下降的，中间既有波动也有平台期的出现。对减肥速度期望太高以及平台期的心理沮丧，往往导致减肥的停滞不前和失败，导致放弃继续努力。所以，减肥过程中要配合医生的心理调整方案。

19 埋线减肥的同时需要配合饮食调整吗？

埋线减肥是需要配合饮食的。饮食是一切减肥方式的基础，无论用任何方式减肥，饮食调整都是非常重要的。值得注意的是，配合饮食不是节食。饮食调整包括3个方面，一是总能量要适当；二是营养均衡，营养素要齐全；三是各营养素的比例要适当。

20 埋线减肥期间如何饮食？

在埋线减肥后，饮食调整是非常重要的。在减肥期间，不是单单控制饮食或节食，在埋线后仅仅给一个食谱也是不可行的，因为没有适合任何人的万能食谱。饮食的调整需要根据专业营养师的指导进行，在未有营养师的情况下，专业医生可以替代营养师给予一定的饮食指导。

21 埋线减肥成功后,还需要节食吗?

节食是一种不健康的减肥方式。无论是在埋线减肥期间还是在减肥成功之后,我们都不提倡节食减肥。埋线减肥的饮食需要根据情况进行一定程度的调整,包括摄入总量的调整,营养成分的平衡调整,但不是节食。

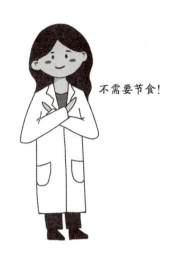

不需要节食!

埋线减肥中的饮食大致分为几个阶段,在前期多为调整期,达到减肥目的后,后期会进入过渡期和正常饮食期。所以,减肥成功后不需要节食,只要保持减肥期间养成的良好饮食习惯就可以了。

22 埋线减肥有什么感觉?

埋线减肥治疗后,在穴位局部会有酸胀的感觉。个别人由于体质的原因往往伴随一系列类似于疾病症状的反应,包括倦怠乏力、食欲减退、睡眠增多或难以入睡等等,这些变化大多是一过性的反应。经过一段时间的继续治疗,这些症状将逐渐消失,同时原有疾病也会减轻或痊愈,身体状况也会随之好转。

23 埋线减肥有什么不良反应吗?

埋线减肥是针灸减肥的一种创新方式,它是通过在穴位内植入可吸收材料,刺激穴位达到减肥的目的。埋线材料不含有药物,因此不具有药物的药理作用,而是通过对穴位的刺激、经络的传导和脏腑功能的调整,来达到减肥的目的。所以没有任何类似于药物的不良反应。相反,在减肥的同时埋线还具有调理健康的作用,有很多人在埋线减肥的过程中,一些亚健康症状,例如失眠、便秘、腹泻和月经不调得到了很大的改善。

24　埋线后可以正常上班吗?

埋线的部位一般选择在腹部背部,少量在四肢部位,埋线当天不要剧烈活动,可以进行正常的生活和工作,不影响上班。

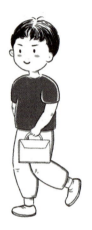

✗ 剧烈运动
✓ 正常上班

25　埋线减肥影响怀孕吗?

埋线对身体健康来说具有正常的调理作用,是不会影响怀孕的。相反,埋线还具有治疗不孕不育的作用。有些不孕患者经埋线治疗后身体健康而怀孕。对于备孕的患者,如果发现怀孕,为了减少对怀孕的影响,建议暂时停止埋线治疗。

26　埋线减肥会出血吗?

埋线的时候由于一些穴位下面血管分布比较密集,可能会出现针刺出血的情况。这时只需要用干棉球或者是纱布压迫止血就可以了。有些部位可能会发生皮下瘀斑青紫现象,也是由于皮下出血所致,这种瘀斑会在1~2个月后慢慢变淡吸收,无须特殊处理。

对于一些服用抗凝药物的患者或老年患者,这种现象非常常见,建议在治疗时进行长时间按压止血,减少出血的发生。

27　月经期间可以埋线减肥吗？

根据中医的理论，月经期间人体的气血是不稳定的。而且从现代医学来看，在月经期间人体止血凝血功能有所减退，因此在月经期间尽量不要埋线，等月经结束后就可以继续埋线治疗。

28　哪些人不能做埋线减肥？

（1）全身发热或感染，各种严重性疾病、过敏性体质、肝肾功能不全及传染病患者。

（2）明显的出凝血时间延长或血小板减少、血友病及出血倾向患者。

（3）严重糖尿病、心脏器质或功能疾病患者。

（4）严重精神疾病或不合作患者。

（5）剧烈运动、酒后、过饱和过饥患者。

（6）严重水肿患者。

29　对于未婚女性，埋线减肥会不会影响生育呢？

埋线是针灸治疗的创新方式，和针灸一样，埋线的作用是调节人体健康，由于不含有药物，所以没有药物之类的副作用。合理地选择穴位进行埋线，可以调节很多亚健康问题，也可以治疗很多疾病，包括月经不调等妇科疾病和不孕症等，对生育没有不良影响。

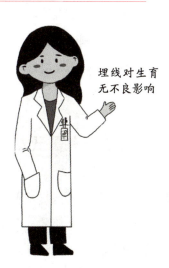

埋线对生育无不良影响

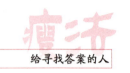

30 接种疫苗前后还可以做埋线减肥吗？

埋线减肥所用的缝合线材料大多为 PGA、PGLA 等高分子聚合材料，不含有蛋白，在人体内分解为二氧化碳和水，所以是非常安全的。有些人接种疫苗后，会有一过性的反应，导致体温上升，因此埋线前 1 周之内，最好不要接种疫苗，防止出现反应而影响埋线治疗。

埋线治疗后部分患者可能出现困倦乏力、身体疼痛、体温略有上升的情况，特别是第一次埋线后比较容易出现，这种情况一般在 2 ~ 3 天后消失。为了与接种疫苗的反应进行区分，建议在埋线 3 天之后，确认无反应之后再进行疫苗接种。

31 埋线减肥前，我需要做哪些准备呢？

（1）埋线当天不建议洗浴，建议洗浴后进行埋线。

（2）埋线当天应穿宽松的衣服，以方便暴露所需埋线的部位进行埋线操作。埋线不宜在空腹状态下进行，过饱和过饥都不适宜埋线，因此埋线时不能空腹，饭后 30 分钟之内也不要埋线。

（3）埋线减肥之前应该对埋线方式方法和治疗过程有一定的了解，因为人们普遍存在对针刺的畏惧情绪，所以在埋线前心理上要有所准备。对埋线疼痛程度有所了解，消除对埋线的痛苦顾虑，在较为放松的状态下进行埋线治疗。

32 埋线减肥前需要做检查吗？

埋线减肥作为一种医疗减肥方式，有其适应证和禁忌证，并不是什么样的肥胖都可以用埋线减肥的。在减肥之前需要对身体健康状况有个全面的了解，然后根据不同的身体状况采用不同的方案治疗。

从现代医学来看，埋线减肥之前需要排除一些继发性肥胖，还需要对肥胖相伴随的并发症进行诊断和评估。但是并不是每个减肥患者都需要做检查，这是根据减肥者的肥胖程度，症状和相关病情决定的。

从中医学来看，不同体质的肥胖采用的埋线治疗方案也是不同的，所以还要进行中医的诊断，然后决定埋线的处方和配穴。

33　埋线减肥一般需要做哪些检查？

根据肥胖患者身体状况的不同，应该采取不同的检查方案。对于平时身体健康，仅仅是超重的患者，可以免除一些化验检查，做一些简单的肥胖评估，例如体重，腰围，腹围和臀围的测量。但是如果有肥胖相关家族史或肥胖相关疾病史的患者，需要进行内分泌和代谢相关检查。对于肥胖的患者（BMI 大于 $27kg/m^2$），此时应该进行与肥胖相关的血液检查。对于一些有身体体征异常的患者，例如女性多毛，男性乳房发育，有黑棘皮病（颈后部有黑色条绒样改变），向心性肥胖，食欲异常，月经异常的患者，都必须做系列的内分泌代谢检查。

34　我要进行埋线减肥，需要提供哪些基本信息？

肥胖形成的原因是相当复杂的。肥胖既有遗传方面的因素，也有后天生活习惯方面的因素，同时还可能与心理状况、工作压力等因素有关。对于女性来说，应提供包括月经情况、生育情况等方面的资料。这些资料不仅有利于减肥方案的制定，而且在减肥过程中，还需要根据这些资料让减肥者进行必要的配合，以便取得良好的减肥效果。所以减肥前应该提供如下信息。

肥胖参数：包括体重，身高，胸围，腰围和臀围。计算肥胖度和体重指数。

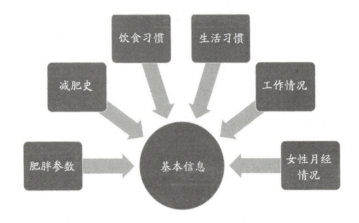

减肥史：包括减肥方法，减肥时间，是否用药，治疗效果和反弹情况等等。尽量让减肥者描述所有曾经使用的减肥方法，包括感受和评价等。

饮食习惯：饮食是否规律，三餐的时间和进食量，是否有吃零食习惯等。

生活习惯：是否经常运动，晚餐后是否喜欢看电视等。

工作情况：职业，压力情况，是否有很多应酬，工作情绪等方面资料。

女性月经情况：包括月经周期、量、色、质，是否有瘀血和痛经等现象，末次月经时间等。

35 我就是来做埋线减肥的，为什么还要医生看舌头和搭脉？

埋线减肥的目的是将多余的脂肪代谢出去，让身体达到一个健康的状态，避免肥胖并发症的发生。要想达到这个目的就必须对身体的健康状况进行一个全面的调整，其中包括对身体亚健康状态的调整和疾病的治疗。

中医认为肥胖原因是脏腑功能失调造成的，因此要想达到减肥的目的就必须通过中药、针灸埋线等手段调整脏腑的功能。要想调整脏腑功能就必须了解你身体目前的状态，获得必要的健康信息，这就需要通过中医的望闻问切四诊来对你身体状态进行一个综合判断。

36　每次埋线需要花多长时间？

埋线不像针灸那样需要留针时间。每次埋线操作的时间并不长，从开始准备到完成埋线，一般需要 10 分钟左右即可完成。

37　埋线减肥需要麻醉吗？

埋线减肥痛苦并不大，进针时的疼痛和体检时抽静脉血的疼痛差不多，一般不需要在麻醉下进行。但是，如果非常惧怕疼痛，也可以在针刺部位涂敷少量利多卡因乳膏，减少针刺时的痛苦。

38　埋线减肥用利多卡因乳膏麻醉复杂吗？

如果非常惧怕疼痛，可以在局部涂敷少量利多卡因乳膏。这个过程并不复杂，但是要花费一定的时间，因为是表皮麻醉，一般需要 1 个小时左右，药物才能渗入皮下发挥麻醉作用。

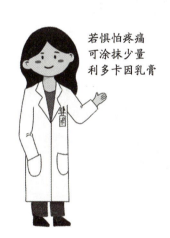

若惧怕疼痛可涂抹少量利多卡因乳膏

39　埋线减肥都是在什么部位埋线？

埋线减肥一般根据人体体质和肥胖部位 2 个方面确定埋线部位。对于不同体质的患者，所选用的穴位不同。这些部位主要包括腹部、背部和四肢。对于局部的肥胖，可以在局部进行埋线，促进局部脂肪分解。

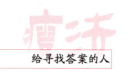

40 埋线减肥可以埋哪里瘦哪里吗?

埋线减肥是以体质为基础的减肥,也就是说在调理体质的基础上,促进脂肪的分解达到减肥的目的。在局部埋线有一定的局部减肥作用,但也是建立在全身调理基础之上的,并不能随心所欲地埋哪里瘦哪里。

41 仅仅通过针灸埋线能否减肥?

肥胖的形成有多种因素,不只是"吃得多,动得少"的原因。肥胖形成不仅有遗传因素,还有疾病因素,亚健康因素。肥胖的程度和病情也是不一样的。任何一种减肥方式包括埋线减肥,仅仅适用于一部分肥胖患者,而不是适用于所有的患者。有些患者需要根据身体的相关检查做出评定,同时采取药物、手术等方式,或综合治疗方式,这样才能达到成功减肥的目的。

此外,大多数的肥胖患者对医疗有依赖心理,只希望通过医疗手段减肥,而不清楚还需要积极配合才有利于减肥成功。在整个减肥过程中,肥胖患者的参与是相当重要的,肥胖患者只有明白了其中的道理,并积极配合执行才是减肥的关键。

42 埋线后是否可以随意饮食呢?

有人认为既然埋线能减肥,那么埋线之后就可以大吃大喝,随意进餐。这是错误的,因为埋线减肥仅仅是在整个减肥过程中的一个干预手段而已。饮食是一切减肥的基础,埋线减肥的过程中需要配合饮食的调整和控制,单纯的希望通过埋线达到减肥的目的,而不进行饮食方案的调整是无法达到减肥的目的。所以在埋线后也不能大吃大喝,培养良好的饮食习惯,做到营养均衡才是减肥的关键。

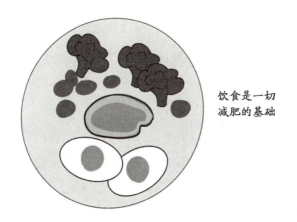

饮食是一切减肥的基础

43　埋线减肥期间忍不住偷吃了东西或暴食怎么办？

在减肥期间由于饮食做了很大的调整。不能够再像原来一样随心所欲地吃东西了。然而在减肥期间，又会碰到很多聚会场合，身不由己或者是自己不能够控制欲望的时候，很容易就会发生"偷吃"甚至"暴食"的现象，许多人会非常后悔，有的人因此而放弃减肥，有的人想用一些节食或运动方法补救回来，但是发现效果不好。那么究竟应该怎么做？

要从心理上正确对待"偷吃"或"暴食"的行为。因为改正一些饮食习惯并不容易，另外减肥时期比较长，每个人都会遇到一些特殊的场合，或者是由于情绪低落，或者是遇到难以拒绝的应酬，在别人的劝说之下出现了"偷吃"或"暴食"，这都是正常的。应该从长远的角度看待减肥，毕竟减肥不是一蹴而就的，一两次"偷吃"或"暴食"不会影响你长远的减肥效果。

做到精神放松。很多人在"偷吃"或"暴食"之后，会变得非常焦虑，担心体重会有所增加，既然"偷吃"或"暴食"已经发生，这时候没有必要再深深地自责，应该好好休息，不要耿耿于怀。

找出你"偷吃"或"暴食"的原因。许多人是因为感到孤单，失落或者是无助。当这些情绪无法排解时最容易发生"偷吃"或"暴食"。应转移注意力，及时排解坏情绪。如果经常路过一些小吃店，被味道诱惑引起的"偷吃"或"暴食"，就应该避免经过这些地方。如果是在聚餐当中出现"偷吃"或"暴食"，那么就应该减少聚餐的次数，减少一些不必要的社交行为。

找到一些"偷吃"或"暴食"的前兆。如果有这些前兆时就采取一些策略，例如出去做一些活动，找朋友聊聊天，做一些其他感兴趣的事情，离开现在的环境。

允许在减肥期间发生 2 ~ 3 次"偷吃"或"暴食"。实践表明，预先留出些"偷吃"或"暴食"的额度，可能更容易避免"偷吃"或"暴食"。从心理学上看，越是严格控制我们的欲望，越难于坚持。相反，给自己留出些空间，善待自己的身体，身体反而能紧密配合，更好地改变我们不良的饮食行为习惯。

因此，"偷吃"或"暴食"后不必要焦虑或自责，也不要急于通过第二天禁食或剧烈运动补偿回来，正确看待"偷吃"或"暴食"行为是最主要的。也可以与你的减肥医生或营养师进行沟通，获取进一步的帮助。

44　埋线后可能会出现哪些局部反应？

埋线后的局部反应，不仅与操作手法和埋线穴位有密切的关系，而且与线体材料有关。一般来说，羊肠线因为含有动物蛋白和杂质，埋线后容易发生感染和蛋白过敏反应，并在埋线部位产生结节等不良反应，应用高分子聚合材料合成的线体如 PGA、PGLA 则很少发生感染和炎症现象。所以为了减少术后不良反应的发生，应尽可能使用优质的高分子合成线体。

45 埋线后，我发现针孔处胶贴的部位有血迹，会有什么问题吗？

在穴位上大多分布有各种小的血管，埋线操作出针后，有时会出血，此时进行轻轻压迫即可止血，然后贴上医用胶贴即可。有的穴位在贴上胶贴后，仍然会有少量血液渗出，凝血后形成血迹，这也是常见的现象，无须特殊处理。

46 埋线后，我发现埋线的地方有红肿，按上去有点痛，会有什么问题吗？

如果在埋线时使用的材料是安全的高分子材料，而且做好了消毒，在埋线当天没有沾水或其他污染，大多数是不会出现肿痛的。万一出现肿痛，可以局部用酒精清洁，保持卫生，2~3天后可以逐渐减轻或消除。

如果出现局部红肿热痛，也可以用一些消炎药膏如红霉素、金霉素眼膏，莫匹罗星软膏，金黄膏等外敷，如果仍然没有缓解，可以进行局部抗感染处理，或请医生进行处理。

47 埋线后第二天，我发现埋线的地方有一片青紫，会有什么问题吗？

术后出现埋线处皮肤青紫，一般是由于穴位处血管丰富，皮下出血造成的，可给予热敷，除了不太美观，没有什么不良影响。青紫会随着时间的推移慢慢吸收，完全吸收大约需要1个月左右的时间。

服用抗凝药物或活血化瘀药物的患者比较容易出现，所以此类人群在埋线后应该适当延长按压时间。

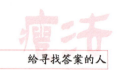

给寻找答案的人

48 埋线后，我发现埋线的地方有个硬结，是怎么回事，需要治疗吗？

在进行埋线治疗后有可能出现皮下硬结，特别是使用羊肠线和胶原蛋白线的患者更容易出现。主要是由于线体埋植的深度、局部刺激或连续在同一处注射，导致局部组织水肿、肌纤维受损变性或线体吸收不良而形成局部肿块、硬结。硬结没有什么不良影响，大多不需要处理，形成的硬结一般可以在1～3个月内吸收消失。

49 我为什么在埋线后感觉到困倦乏力？

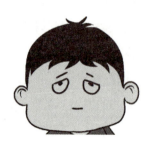

埋线后感觉到困倦乏力经常出现在一些身体比较虚弱，或体力透支的患者身上。表现为首次埋线后乏力懒言，不愿活动，但经一段时间治疗后困倦乏力感消失。

但也有部分体质健壮的患者经治疗后，精力旺盛，体轻身健，即便睡眠不多白天也精神旺盛。这些现象多与体质和治疗方案有关。

50 我埋线后为什么感觉一天到晚想睡觉？

埋线有放松身心，镇静催眠的作用，有些患者在微创埋线治疗后，睡眠增加，在感受到体倦的同时，可以迅速入睡，睡眠时间明显延长。可能与平素工作紧张，压力较大，睡眠较少有关。当睡眠调整后，身心都有极大的恢复。

对于一些体质偏阴虚的患者，埋线后表现为兴奋，睡眠减少，烦躁，甚至整夜不睡也不困，第二天仍然觉得很精神，此类反应经继续治疗后会逐渐消失，可以进入正常的睡眠状态。

51 埋线后我发现自己胃口变小了，这是正常现象吗？

对于一些平素饮食不节，并伴有肥胖的人来说，微创埋线后往往会出现食欲抑制，而对于一些食欲比较差的患者，或伴有胃病的患者，可能出现食欲增加。值得注意的是，某些一直采用节食的肥胖患者在进行埋线后，出现一过性食欲增加，这可能是机体对过去非正常减肥方式的一种反应。

52 在埋线期间，我发现自己感冒了，还能继续埋线吗？

有些患者在减肥时发现自己感冒了，这时候要区分是受寒引起的，还是在埋线期间出现的反应。如果患者属于寒性体质，埋线治疗时间比较长，可能在治疗过程中出现类似感冒症状，而不是真正的感冒。

许多患者此时由于感冒往往自行中断治疗，服用感冒药物和抗生素，实际上这会阻碍机体正常的抗病过程。治疗中的感冒症状很多是正气逐渐恢复，机体正邪相争驱寒邪，寒邪经表而解的表现。区别是新发感冒还是排病反应的感冒症状的要点在于：是否有受寒病史，是否埋线已经产生了疗效，机体正在恢复健康。

53 埋线减肥后身体酸痛是怎么回事？

埋线减肥后身体酸痛也是一种正常的反应。这种症状类似于感冒后的酸痛，多见于一些自身免疫疾病的患者，埋线后代谢加快引起的酸性代谢产物增多，这些反应都是一过性的，建议多休息，多饮水。

54 埋线后小腿酸痛是正常的吗？

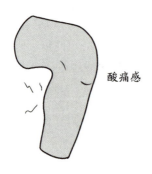

在进行埋线减肥时，小腿上的一些穴位，例如足三里穴、阳陵泉穴、上巨虚穴和三阴交穴都是非常重要的穴位。有些人在埋线之后可能出现小腿的酸痛，这是埋线减肥后的正常现象，此时需要注意休息，不要剧烈的运动，也可以轻轻按揉缓解疼痛，此种不适感一般在2～3天逐渐缓解。

55 埋线减肥后可以活动吗？

埋线后不影响正常的工作和生活。埋线后可以活动，但是不建议剧烈活动，特别是当天下肢埋线后。因为剧烈活动可能会引起埋线部位的肿胀，在下肢埋线时更容易出现。

56 埋线后可以游泳吗？

对于肥胖患者来说，游泳是一种比较推荐的减肥方式，不会磨损膝盖，运动过程中也不会很累，游泳时全身肌肉都参加了运动，可以使全身的肌肉得到良好的锻炼。经常进行游泳运动，可以逐渐代谢掉体内过多的脂肪，有利于减肥。

尽管游泳是一种非常好的减肥方式，但是并不建议在埋线当天进行游泳，因为埋线处沾水后容易发生感染。另外，埋线当天，进行肢体活动时可能会感到疼痛，所以不建议当天游泳。

57　埋线减肥的同时可以治疗其他疾病吗？

埋线减肥是一种身体调理手段，可以促进身体健康，而肥胖是一种疾病，因此埋线在调理身体的同时，也可以治疗相关的一些疾病，除了肥胖相关的并发症外，其他很多疾病也可以在减肥的同时，通过埋线调理身体得到有效的治疗。例如各种疼痛，失眠，便秘，月经不调，甚至不孕不育等。

58　埋线减肥可以和减肥药物一起使用吗？

埋线通过调理身体达到减肥目的，减肥药物则通过药理作用达到减肥的目的，两者并不矛盾。对于中度肥胖伴有并发症的患者和重度肥胖患者，就需要进行综合治疗，此时联合埋线和减肥药物是一种可以选择的方式，可以更加有效地达到减肥目的。

59　埋线减肥可以改善便秘、情绪不佳、失眠吗？

在肥胖人群中，便秘、情绪不佳、失眠是经常见到的症状，通过埋线可以在一定程度上进行治疗，甚至可以治愈。便秘、情绪不佳和失眠都是导致肥胖的重要原因，所以对这些症状的治疗有利于减肥的进行。

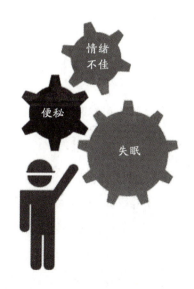

60　埋线后穴位上的贴片有什么作用？掉了怎么办？

埋线后穴位上的贴片主要用于保护埋线针孔，防止感染。一般来说，埋线后皮肤上的针孔大多在 6~8 小时完全闭合，所以在 6 小时之后，贴片脱落没有多大影响，即便是在 6 小时之前脱落，只要保持局部卫生，也没有什么关系。

61　我为什么埋线后反而更饿了？

在埋线减肥时，大多数人都有食欲下降的感觉，但是也有少部分人可能会出现饥饿的感觉，于是就非常担心，害怕吃得更多而增加体重，其实这种担心是不必要的。

埋线所用的材料不具有药理作用，而是通过刺激穴位，使身体形成主动的功能调节。身体在埋线之后，有可能因为营养缺乏或营养不均衡，需要增加某些营养素时，就可能出现埋线后食欲增加。但是无须担心，这种体重的增加是一过性的，当继续埋线治疗，按照营养学的要求进食，体重不但不会增加反而会稳步下降。

62　埋线后可以洗澡、蒸桑拿吗？

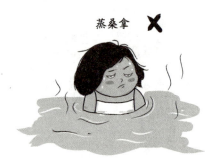

为了避免埋线后出现局部的感染，在埋线之后，我们建议当天不要洗澡，第二天可以洗澡。当然蒸桑拿也是不可以的，这都是为了避免埋线局部发生感染。

63　埋线多久是一个疗程？

和肥胖的形成是一个漫长的过程一样，健康减肥也是一个长期的过程。俗话说，不能一口吃成个胖子，减肥也不能一朝之间瘦下来。

由于肥胖程度不同，减肥所需要的时间也因人而异。一般来说将埋线减肥的时间设定在 3 个月为宜。中重度的肥胖，治疗时间可能会延长到半年或一年，甚至更长。很多人追求快速减肥，但短期的减肥往往出现快速反弹，只有按照科学减肥的步骤，将体重缓慢降下来，才能够维持减肥的成果，避免出现减肥后快速反弹的现象。

64　我想知道埋线治疗多久才可以看到效果呢？

在减肥期间，如果排除了继发性肥胖和各种疾病因素，一般来说，只要按照方案进行持续治疗，可以在 1 个月之内看到减肥的效果。根据临床的经验，埋线减肥 1 个月，体重平均下降 3~5kg 左右。当然这个体重下降的幅度和你的基础体重以及是否遵照医嘱执行减肥方案有密切的关系。

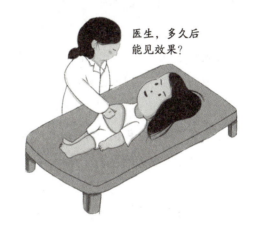

医生，多久后能见效果？

埋线的整个过程可以分为 3 个阶段，第一个阶段是健康调理期，主要进行身体亚健康状况的调理，改善乏力、便秘、失眠等症状，将身体调理到健康状态，为减肥做好准备；第二个阶段是减重减脂期，通过刺激相关的经络穴位，调理脏腑机能，实现减重减脂的目的；第三个阶段是过渡期，当减重达到理想的状态后，需要巩固一段时间，使体重能够维持在减肥后的体重，同时，形成的良好饮食习惯和行为习惯也很重要，这样才能达到体重长期保持的效果。

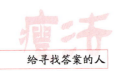

给寻找答案的人

65 埋线可以减肥，可以瘦脸吗？

有些人在埋线减肥的同时，面部的皮下脂肪也会有所减少，特别是面部肥胖的人群。这是由于埋线的全身减肥作用，而非局部的作用。

66 减肚子为什么要在四肢上扎针？

腹部脂肪包括皮下脂肪和内脏脂肪。从中医的角度来看，腹部脂肪的堆积是因为脏腑功能失调造成的，与脾胃、大肠功能有关，在腹部有胃经、肾经、脾经、肝经等多条经络，这些经络远端分布于四肢，一些重要的调整脏腑功能的穴位往往分布于四肢远端，也就是说刺激远端经络的穴位可以作用到腹部。所以即便是单纯的腹部肥胖，也要在四肢远端选择穴位进行治疗。

很多人埋线之后担心腹部会松弛下来，其实这种担心是不必要的，埋线减肥可以促进腹部的收紧。

67 埋线减肥时，埋线穴位越多越好吗？

埋线减肥的直接目的是消除多余的体内脂肪，这个过程是随着全身五脏六腑功能的调整和身体健康状况的改善而实现的。调整脏腑功能需要辨证选择适当的穴位，不需要埋大量的穴位，穴位埋线的个数不一定与减肥效果成正比。

68 既然埋线就能瘦下来，为什么还要配合饮食干预？

在各种各样的减肥方式中，基于传统中医学的埋线减肥可以说是操作方便、效果确切、有针对性的减肥方式。埋线减肥只需要每1～2周治疗1次，非常方便；埋线减肥基于传统针灸医学实践，从健康角度进行减肥，效果确切；埋线减肥又可根据肥胖部位进行局部减肥，针对性强。尽管埋线减肥有很好的效果，但是需要设计周全的计划方案，减肥才能成功，成功的减肥计划包括：调理—营养—运动—行为—监督五方面的内容，很显然，计划越全面，成功率越高。

许多人认为，埋线减肥就是埋完线，脂肪会自动分解，然后生活习惯照常，静静地等待减下来。其实这种想法是因为不了解埋线减肥，埋线减肥的确可以促进脂肪的分解代谢，也能达到抑制食欲的效果，但埋线毕竟不是减肥药，也不是手术，没有那么强的消除脂肪的作用。

埋线减肥在抑制食欲、促进排泄和促进代谢的基础上，提供了非常好的减肥基础。由于减少了饥饿感，饮食控制变得更加容易，排泄通畅促进了身体废物的排出，不仅有利于脂肪代谢，还有利于身体各种代谢产物的排出。

此外，通过埋线调节身体内分泌失调，让身体趋于健康，这些都为顺利减肥创造了良好的条件。但是，创造条件仅仅是减肥成功的基础，如同为植物的种子提供了优质土壤一样，只有饮食（阳光）、营养（空气）、行为（浇水）相互配合才能顺利减肥。倘若埋完线后仍然我行我素，那么减肥基本上会以失败告终。

69　埋线之后，我可以自己控制饮食吗？

有些人在埋完线后采用自我饮食控制的方式。由于没有合理的方法，也不懂营养搭配，只好自己摸着石头过河。今天用蔬菜汤，明天配蔬果汁，后天减主食，各种食谱试了一大圈，也没有达到效果，或者已经有些效果，但不久又反弹回来。

人们往往认为吃饭很简单，其实吃好饭并不简单。首先，你的营养知识相当缺乏，过去全凭喜好，被色、香、味、食欲支配着饮食。如今，你又想减肥了，开始指挥大脑和胃，却发现你根本指挥不了他们，大脑和胃就像孩

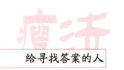

给寻找答案的人

子一样不听话，如果你不懂如何教育它，最后你还是败给它。

70 埋线减肥过程中，为什么需要配合营养饮食？少吃点不就可以了吗？

如果你埋线减肥的同时能配合营养指导，那情况必然会有所改观，俗话说专业的人做专业的事。营养指导也是一样，也许你的饮食从来没有人从专业的角度上关心过，都是随心所欲，现在为了减肥，你应该知道更多的营养知识，也就是吃什么能减肥、什么时候吃可以减肥和如何吃才能顺利减肥。既然选择了减肥，那就一定要花费精力和时间努力做好。

不要减肥试试看，那样永远也不会成功。只要下定决心，安排好时间和做好计划，就容易减肥成功。

营养搭配是非常复杂的。对于时间不太宽裕的你来说，可能连前来埋线都是挤出时间，没有更多的时间研究那些"卡路里"，这时候的营养指导显得就更重要了。但是对于专业的营养师来说，那就是常规的工作内容，只要"听话""照做"，按照营养师的指导去饮食，就能够迅速达到减肥的目的。

与西餐比较，中餐花样繁多，很难向西餐那样进行标准化饮食，也很难进行营养计算。营养餐是一种非常好的营养配合方式，也是饮食管理的简便易行方式，更容易计算摄入的热量，从而达到减肥的目的。在过渡期，营养师将逐渐用正常餐食代替营养餐，顺利实现向正常饮食的过渡。营养餐不仅可以省去复杂的营养搭配，而且可以从成分、总能量摄入方面安排你的最佳摄入量而不用考虑营养缺乏。

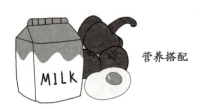

营养搭配

71 我比较懒惰，我想知道埋线减肥期间我需要运动吗？

运动在埋线减肥中并不是必需的，但是运动是减肥的催化剂，特别是在减肥的后期更是如此。运动一方面可以提高基础代谢，另一方面对情绪的调节有重要的作用。

不要把运动联想成气喘吁吁的健身房运动，也不要想那些跑步、打球、游泳你并不喜欢的运动，除非你本来就有这方面的爱好，在埋线减肥的初期不建议安排专门的运动。如果你有意愿，可以多走走路，从每日3000步开始，2周后逐步增加到6000步，当遇到平台期时，再增加到8000～10000步即可。

72 埋线后多久开始有效果，我埋线后没有任何反应，是不是不适合埋线？

埋线后的效果是多种多样的，有的表现为围度的缩小，有的是体重的降低，还有的是睡眠的改善，如果仅仅从体重来看减肥的效果，大多是在2～3周左右，经过针灸埋线治疗，体重有一定程度的下降。但是减肥的效果并不仅仅是体重的降低，科学地评价减肥效果应该包括体脂率的变化和并发症指标的改善，这才是减肥的关键。

73 埋线减肥的速度多快为好？我每周只减0.5～1kg是否慢了点？

减肥的过程是体内内分泌平衡重建的过程，适当的而不是快速的减肥速度，对肥胖者是有益的，使机体能更好地适应因减肥带来的内环境平衡问题。但是过慢的减肥速度也会导致人们对减肥丧失信心，因此，世界卫生组

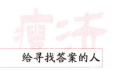

织（WHO）建议，应该按照体重每周下降0.5~1kg和持续、匀速的减肥原则。微创埋线减肥通过调理，减掉多余的脂肪，在健康的基础上实现减肥。

从长期来看，比较合理的减肥速度是体重在6个月内减少10%，6个月后继续保持体重的下降需要借助其他方式。

74 我很忙，埋线减肥开始后突然发现没有时间减肥怎么办？

许多人在减肥之前并没有考虑到"没有时间和精力"的问题，也许只是一时的兴起，仓促决定了减肥。也没有料到，会有这么多的人和事影响自己减肥。

如果你没有计划，就往往被别人的计划所影响。减肥的计划虽然不能在生活中占据首位，但是也不能作为一种随便安排的附属品。永远记住，态度决定一切，减肥也不例外。

减肥需要花费时间和精力，这是对自己的关爱和健康的投资。因此，在减肥之前一定要安排好时间，做好减肥计划，必要时可以和医生、营养师共同制定合理的减肥计划。

75 我埋线后前几周减肥还是挺快的，为什么最近速度慢下来了？

减肥能减多少，是由患者本身的基础体重决定的。如果减肥患者的基础体重是100kg，在减肥的第一个月，体重可能下降5~10kg，当然，这个数量有可能还会上升，但是绝对不会一直上升。也就是说，当减肥差不多成功的时候，减肥的速度就会慢下来。

长期减肥还要考虑代谢率降低的情况。如果身体代谢降低，需要的能量也会减少，最终减肥速度越来越慢，当摄入和消耗平衡时，就会到达平台期。

实际上，影响减肥速度的主要原因有2个，分别是减肥方法和减肥患者的体质。减肥患者的体质是无法改变的，唯一可以改变的就是减肥方法。如果一段时间后，发现体重下降效果不明显，那么就可以尝试换一种减肥方法。

76 我埋线后体重基本没有下降，昨天称重还长了0.5kg，这是怎么回事？

体重的升降受很多因素的影响，短期的波动没有任何意义，只有长期的体重上升或者是下降才有意义。

（1）体重受一日三餐的影响，早晨的体重和晚上的体重是不一样的，有时候晚上的体重会比早晨的体重多1~2kg。

（2）生理期由于内分泌激素的影响体重也会有所增加，这是由于生理期激素上升导致的。当生理期过后，体重自然而然会有下降，这个差值有时候多达2~3kg。

（3）体重的下降还和碳水化合物摄入多少有一定的关系。摄入较少的碳水化合物，体重就会明显下降，当主食中碳水化合物的比例增加时体重将上升。

（4）体重的上升或下降不是一蹴而就的，因此不要希望体重持续下降，体重变化往往是一个缓慢的过程。

因此，每天的体重上升或者下降，并没有什么太大的意义，只有中长期的体重上升和下降才有意义。过分关注体重是情绪不稳定的表现，俗话说，一口不能吃成个胖子，也不能吃成瘦子，减肥也不是一天两天的事情。保持平和的心态才有利于长期坚持，所以不必要为每天的体重上升或下降而烦恼。

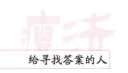

77 我不想抽血化验，能否给我直接进行埋线减肥治疗？

埋线减肥并不一定要进行抽血化验。减肥之前的检查主要是为了了解身体的健康情况，判断是单纯性肥胖还是继发性肥胖，是否有并发症需要处理，采用哪种方式减肥更好。

有些人从未做过体检，所以不知道自己的肝肾功能和内分泌代谢情况是否有异常，如果有异常可能直接影响到减肥方式的选择。还有人虽然进行常规体检，但是经初步评估后，可能怀疑有肥胖并发症，或继发性肥胖的可能，这时候也会要求进行肥胖专科体检，发现潜在的致胖因素，及时采用合理的减肥措施。

78 减肥期间出现了便秘，怎么办？

一般来说，每天排便1~2次或2~3天排便1次，都属于正常。而每周排便少于2次，或者超过3天没有排便才算是便秘，通常伴随着排便费力、粪质硬结、量少。

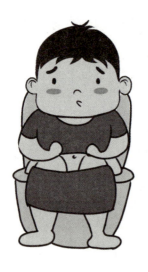

如果在减肥期间出现便秘，首先从饮食上要增加高纤维食物，这些食物能够促进肠胃蠕动，增强人体消化功能。比如粗粮和蔬果中的薯类、香蕉、苹果、黑木耳、燕麦等都是不错的选择。

多吃含水量丰富的食物，有助于清理肠胃、减少便秘的风险，新鲜水果和蔬菜会是好的选择。

而对于熟的食物，油炸和烧烤会减少食物中的水分，而蒸或煮则能更好地保留水分。因此，对于改善便秘，蒸和煮应当为首选的烹饪方式。改善便秘，增加粪便中含水量的另一种方法，是摄入能够在肠道中吸水的物质，一类是可溶性纤维，另一类是镁。可溶性纤维能够在肠道中吸收水分，从而缓解大便的干燥。

每周适量进行 2～3 次运动，不仅促进脂肪燃烧，还能够有效改善便秘情况。将双手叠放在腹部，进行顺时针按摩，每天坚持 200 下，也可以改善便秘。

如果还是有便秘的情况，可以用针灸埋线或中药进行解决，千万不要自行购买治疗便秘的产品，图一时之欢，而铸无穷之患。

79 埋线减肥期间月经延期了，怎么回事？

埋线减肥期间出现月经延后，甚至超过 20 多天，首先应该排除是否妊娠。埋线时的确存在月经未按时来潮的现象，可能与埋线时体内激素波动有关，临床发现在继续治疗的过程中，月经又会恢复正常，所以不需要担心。

80 埋线减肥期间遇到了应酬怎么办？

聚餐和应酬不仅是亲朋好友联络感情的方式，同时也是工作的需要。也许你在日常三餐中还能够按照自己规定的减肥模式进食，但是面对聚餐和应酬就可能有点手忙脚乱了。

已经下定决心减肥，就必须对饮食做一些调整。除了三餐调整之外，聚餐应酬方面也不应该忽视。俗话说"不打无准备之仗"，聚餐应酬也应该做好准备，包括餐前，餐中和餐后的应对计划（可参考其他章节），否则就会被动摄入很多的能量。

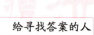

给寻找答案的人

81 埋线减肥减下来后会反弹吗？

减肥反弹是在减肥过程当中，或者是在减肥之后常见的一种现象。这种现象的发生，一方面是由于身体的自我保护反应，另外一方面是因为减肥者在减肥过程当中并没有掌握饮食营养调整的方法和形成适当运动的习惯，所以减肥反弹是非常容易发生的现象。

目前没有任何一种减肥产品可以防止反弹的发生，据有关统计，一年内的反弹率大概在20%，三年内的反弹率大概在50%～60%。因为减肥是否反弹与人的饮食行为和运动习惯密切相关，如果不改变饮食和行为习惯，那么反弹是必然的。反之，如果养成良好的饮食和行为习惯，反弹就不容易发生了。

用一句通俗的话来讲，就是"任何减肥产品都是不能除根的"，因为肥胖的"根"不在产品或者是减肥技术里，而在你的习惯和行为里面。

埋线减肥也一样。

82 怎样才能尽量避免埋线减肥后的反弹呢？

减肥中的反弹是非常常见而又影响减肥者情绪的一件事情，大多数减肥者在减肥过程当中都会遇到反弹现象。一般来说，在减肥过程当中，体重反弹1～2kg是可以接受的，在减肥之后，如果反弹超过2kg，那就应该引起注意了。防止减肥反弹，可以采取以下措施。

（1）定期监测体重。一般来说，每1至2个星期就要测定一下自己的体重，一旦发现体重有所上升，那么就应该采取策略，不要等到体重已经反弹很多才开始行动，那就为时已晚了。

（2）在达到理想的体重之后，仍需要坚持减肥。在减肥期间采取的减肥措施不能够突然停掉，要逐渐减少减肥治疗的频率，例如在针灸减肥和埋线减肥的时候，如果每天进行针灸减肥，那么埋线减肥可以从原来的一周一次改为两周一次,或者每个月一次,然后停止埋线,可以有效防止减肥反弹。

(3)发现反弹,应及时采取补救措施。这时不仅要检讨自己的饮食和运动习惯,而且要尽可能地采取有效的减肥措施进行补救,防止反弹的进一步发生。

(4)对减肥之后的反弹,要有一定的思想准备。因为大部分减肥者在减肥成功之后,都存在着反弹的风险,这就要求在减肥之后做好体重维持和防止反弹的计划,以及体重增长时的应急措施,不要等到减肥反弹出现之后,才想如何防止,那就已经晚了。

减肥之后的反弹,虽然是不可避免的,但是只要思想上有一定的重视就不至于让减肥之后的反弹一发而不可收拾。周到而详细的防止反弹计划,可以让你成功地维持减肥后的体重,防止反弹。

营养篇

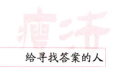

给寻找答案的人

01 在减肥期间,我打针吃药不就行了,为什么还需要营养指导?

肥胖与营养失衡密切相关,营养调节是减肥的基础。树立减肥期间的营养指导是由专业的营养指导师对肥胖患者进行饮食评估、方案制定并指导方案执行,从而保证减肥效果的一种辅助方法。药物、手术、中医针灸等减肥方式均需要以营养指导为基础。

减肥首先要找出肥胖的原因,树立正确的饮食观念和运动观念,在科学的基础上找到适合自己的方式方法,并养成良好的饮食运动习惯,才能从根本上解决问题,而这些只有科学地营养评估和指导才可以帮你做到。

如果没有正确的饮食习惯和合理的营养搭配,体重是很难下降的。即便是采用一些其他的方式,例如药物治疗,甚至手术治疗,没有饮食调整,体重也不容易达到理想的效果,即便短期内体重有所下降,也非常容易反弹。

02 如果减肥还要控制饮食,人生还有什么乐趣?

在肥胖的病因中,营养失衡和能量摄入过多是非常重要的原因。所以在减肥过程中,控制饮食,是进行减肥的基础。

我们提倡的饮食指导,并非通常认为的控制饮食,比如节食、忍饥挨饿,而是根据你身体的具体情况,调整饮食结构和总能量的摄入,营养指导不是控制饮食,确切地说是调整饮食结构。有些人在减肥时,摄入太少,导致体重减不下去,甚至脂肪不减反增,这是不对的。

人生有很多乐趣,应该培养更多的兴趣爱好,不应该局限在饮食上,如果局限于饮食,你的人生是否是太枯燥了?而且大量成功的案例表明,完美的体型、健康的身体给你带来的乐趣将会远超一时的口福之欢。

03 减肥期间我不要营养指导，自己控制饮食可以吗？

营养是一门非常专业的学问，包括各种营养素的作用，营养评估，配餐计算，不同人群的营养治疗方案制订等等。虽然大多数人都会吃饭，但并非都懂营养学，营养指导在减肥方面有非常重要的作用，是减肥的基础。

采用营养指导进行减肥，并不是普通意义上的控制饮食或节食。一般人认为只要吃得少就可以减肥，这在一定程度上是对的，在短时间内可以达到减肥效果，但是一方面减肥幅度有限，一旦后期发生了反弹，还有可能超过减肥之前的体重；另一方面在不了解肥胖原因的情况下，一味地靠节食减肥可能会让身体产生新的问题，形成对健康的二次伤害。

营养干预有一系列专业的方案，而且因人而异，其中涉及你的肥胖程度、肥胖病因、相关并发症和生活习惯等等。只有根据这些情况制定的营养减肥方案才能够达到科学减肥的目的。

04 怎么吃饭才是均衡饮食？

维持人体健康需要的七大营养素有：水、碳水化合物、蛋白质、脂肪、维生素、矿物质和膳食纤维，在我们日常的饮食中，五谷、蔬果、乳类和肉类，这4类食物能够提供人体所需的以上七大类营养物质。因此，这四类食物合称"均衡的食物"。除了每餐摄入四类食物中的七大营养素外，还要注意各种食物分量的搭配，确保热量和脂肪不超标，摄入足量膳食纤维。

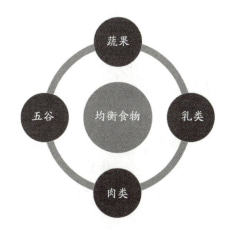

05 我觉得节食可以减肥，为什么不能用？

健康减肥包括合理饮食和加强运动，饮食调整是调整饮食结构不是单纯的节食。我们摄入的养分需要满足每日机体营养物质的需要，单纯的节食除了减少能量类食品的摄入外，还同时减少了其他营养物质的摄入，长期下来会导致营养不良。

长期节食和缺乏营养，还可以造成基础代谢率降低，基础代谢率下降是成为易胖体质的因素之一，一旦恢复正常饮食，很容易反弹。长期节食会造成营养不良和厌食症，引起消化道溃疡、消化功能紊乱等消化系统疾病。机体每个细胞、组织和器官的结构和功能都离不开蛋白质，节食过程中由于优质蛋白摄入不足，体内蛋白质又被消耗，便会影响整个身体的机能下降，如胶原蛋白流失，皮肤变得暗沉、无光泽、易衰老，酶和激素不能充分生成，新陈代谢紊乱，内分泌失调，出现面部痤疮，月经不调，以及由于缺少抗体而导致抵抗力下降，所以不提倡节食减肥。

06 什么样的饮食算是节食？

节食通俗地说就是减少食物摄取，少吃一餐或几乎不吃，让摄入热量远小于消耗热量，以达到减肥目的。从具体的能量摄入标准来看，节食一般接近极低能量膳食（VLCD），每日只摄入 400 ~ 800kcal（1kcal=4.18kJ）能量。这种饮食模式脂肪和碳水化合物的摄入受到严格限制，摄入热量极低。

实际上，许多减肥者并没有减肥能量的数量概念，更多的情况是根据自己的感觉少吃，认为越少越好。这样短时间内确实能减少一些体重，有一定效果，但是节食带来的危害更大，发生痛风、电解质平衡紊乱、骨质疏松、内分泌紊乱等不良反应的风险大大提高。真正健康的减肥方式是减去身体多余脂肪，而在节食减肥的过程中，由于营养吸收不足，身体会优先消耗体内的蛋白质而非脂肪，因此，减掉的主要是肌肉，随着肌肉量降低，还会进一步降低身体代谢率，形成易胖体质，减肥就更加困难了。

07 我发现自己不吃主食就可以减肥，可以不要营养指导吗？

如前所述，营养指导是一门非常专业的学问，营养减肥也不是单纯的不吃主食。吃饭不吃主食，是直接减少了主食部分的能量摄入，但身体的供能结构仍然还是以碳水为主要供能营养素，当碳水不足时优先消耗的是肌肉，而非脂肪。

有些营养指导制定饮食方案时虽然减少了主食，但会通过其他方式对营养素进行平衡补充，在此过程中转换了身体的营养素供能顺序，由碳水供能转化为脂肪供能，此时优先消耗的是脂肪而非肌肉。营养指导是需要根据你的病情和肥胖程度来制定方案的，而且还需要根据身体状况的改变不断调整，保证减肥的顺利进行，并非简单地不吃主食。

08 营养指导是不是所有人都适用？

理论上来说，所有的减肥人群都需要营养指导。但就减肥来说，对于肝肾功能严重不全、怀孕和哺乳期妇女、严重精神疾病患者及其他严重内脏系统疾病的患者，需要谨慎使用某些减肥营养治疗方案，具体可由医生和营养师决定。

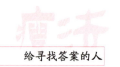

给寻找答案的人

09 我应酬很多,营养指导是否有用?会不会影响效果?

聚餐时,并非餐桌上的肉、鱼、海鲜都不可以吃,只要按照要求选对品种,照样可以达到一定的减肥效果。只是不要忘记自己在减肥,要适当控制摄入量。

科学减肥的目的是通过生活方式的调整让你的脂肪减下来。可以先定个小目标,不要太高,循序渐进地达到要求。同时,你也可以用营养师的治疗方案为借口,推掉一些本就不想参加的应酬。

10 吃外卖容易发胖,但是我没办法不吃,应该怎么办?

一项数据显示,超过一半的成人每周在外吃饭 3 次或以上,其中 1/3 的人每周吃 2 次或以上的快餐,殊不知很多肥胖都与外卖有关。外卖、快餐热量大得惊人,西式快餐一餐吃下的热量比一天所需热量还要多,中式快餐也是营养丰富、热量过多。快餐店为了吸引顾客,都会在炒菜时放比较多的油,例如一份普通的排骨饭热量约有 2928.8 ~ 3347.2kJ(700 ~ 800kcal)。

如果必须吃外卖,要提前咨询营养师或参考一些资料,合理选择一些健康低热量的食物,也可以达到减肥的目的。当然,食物选择也要根据自己的口味和减肥中身体的状况来进行,不是一个简单的食谱就可以的。

11 我只吃蔬菜,很少吃肉,为什么还减不下来?

有一些女性为了减肥,只吃蔬菜而拒绝吃肉,可没有想到这种减肥方法根本无效不说,反而越来越肥胖,这是什么原因呢?其实只吃蔬菜不吃肉食的话,会造成动物蛋白摄入不足,即使补充了豆类等植物蛋白,其吸收和利用都远不及动物蛋白。

当完全素食者蛋白质摄入不足时，体内的蛋白质、糖类（碳水化合物）、脂肪就会失衡，免疫力下降、记忆力下降、贫血、消化不良就会接踵而来。另外，维生素和烟酸也由于脂溶性维生素的极少摄入和吸收而缺乏，腹泻说来就来了。此外，还容易出现感觉迟钝、皮炎肆虐等症状。蔬果、大豆、谷物中含有丰富的膳食纤维，它们一方面能促进肠胃消化，另一方面，由于膳食纤维有调节排便的作用，能促进肠蠕动和减少肠内容物通过肠道的时间，从而缩短排便时间，所以摄入过多的膳食纤维就会加速胃肠道内营养素的排出，造成体内的矿物质营养素未经吸收便已流失，蔬菜应作为膳食均衡多样的一部分适量摄入，而不能超量或单纯食用蔬菜。

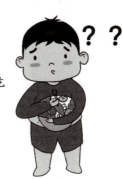

减肥期间只吃蔬菜可以吗？

吃蔬菜也无法减肥的另一个常见原因是因为有些蔬菜容易吸油，反而更容易摄入更多油脂，越吃越胖。

12 我在减肥时，配合使用营养指导的方式减肥，需要多久才能减下来？

首先需要说明的是，体重的迅速下降不是科学减肥所提倡的。在设定减肥目标时，一般会根据每人的基础体重、疾病情况、脂肪比例等情况设定。

每个人的减肥目标不同，身体状况不同，所以需要的时间也会各不相同，一般建议每月下降自身体重的 5%～8%，但是减肥速度在前期会快一些。

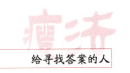

给寻找答案的人

13 减肥时的营养指导具体是怎么做呢？

营养指导根据不同的情况有不同的执行方案，因此做法也各不相同。我们最常用的营养指导主要是通过饮食结构的调整，使身体由碳水化合物作为主要供能产物转化为脂肪作为主要供能产物，在这个过程中会把日常生活中那些糖分太高的、太油腻的食物用一个标准化食品替换掉，同时对减肥过程中需要的各种营养素进行补充，达到营养均衡的目的。

在具体执行时，营养师会根据你的饮食情况制订方案，合理安排日常食物的摄入。通过对一日三餐、运动和生活方式的调整，确保减肥过程的顺利进行。

在整个指导过程中，减肥对象的积极配合非常重要，除了能按照营养师的要求搭配食物、均衡饮食外，及时迅速地反馈各项指标，是营养师制定下一步饮食指导的关键。

14 营养指导分几个阶段进行？

营养指导主要分为三个阶段，分为减重期（1～3个月），过渡期（1个月），维持期（终身）。

（1）减重期：为了达到脂肪分解的目的，一般会采用一些特殊的饮食结构，并配合复合维生素之类的营养补充剂。这些饮食结构不宜使用时间过长，因此最长3个月就需要进行调整，让饮食恢复正常结构。

（2）过渡期：在减肥结束后饮食是要逐步恢复正常的，在减肥期用到的营养补充剂也需要逐渐减少，这个逐步恢复的过程我们称之为过渡期。这一阶段的目标是在饮食逐渐恢复的情况下还能保证体重不上涨，维持减肥后的体重。

（3）维持期：在正常的饮食结构下，保持在减肥期养成的良好的运动和作息习惯，维持体重的稳定。

15 我知道饮食调整在减肥中非常重要,目前常用的减肥饮食方案有哪几种?

在减肥过程中,健康膳食的原则是:营养均衡、长期获益、提高生活质量和健康状态。在减肥期间所采用的膳食模式是为了治疗肥胖在一定时期内采取的膳食方式,肥胖膳食与常规膳食有以下不同:一个是能量总摄入不同,一般有一定的限制,例如限能平衡饮食;另外是三大营养素的比例做了不同的调整,例如高蛋白饮食、低碳饮食、地中海饮食、DASH饮食;此外,还有饮食时间的调整,包括辟谷、轻断食、间歇性禁食等手段。

(1)限能平衡饮食:从理论上来说,只要能够达到能量限制的目标,就能有效减肥或维持体质量,并且限能平衡饮食更容易长期坚持。限能平衡饮食主要有3种类型:①在目标摄入量基础上按一定比例递减(能量减少10%~70%);②在目标摄入量基础上每日减少500kcal左右;③每日供能1000~1500kcal,即低能量饮食。研究表明,限能平衡饮食后,患者的胰岛素抵抗会有所改善,并降低体重,有效降低脂肪组织含量、内脏脂肪面积等。

(2)低碳水化合物饮食:简称低碳饮食,通过限制饮食中碳水化合物的摄入,进而限制能量的摄入,提高脂肪和蛋白质的供能比,替代原有碳水化合物能量的一种饮食结构。低碳水化合物指碳水化合物占总能量的40%以下,能显著改善血糖和血脂状态,有研究显示能够在短期内更有利于减肥。

(3)高蛋白饮食(high protein diet, HPD)是指每日蛋白质摄入量超过每日总能量的20%(或1.5g/kg/d),但一般不超过每日总能量的30%(或2.0g/kg/d)的膳食模式。

(4)低升糖指数(GI)饮食:增加膳食纤维类、谷物、水果和蔬菜的摄入;低GI饮食可改善血糖和餐后胰岛素水平。

(5)地中海饮食:为富含全谷类、豆类、水果、蔬菜和坚果等植物性食

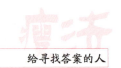

物，橄榄油是膳食中脂肪的主要来源，适量摄入鱼类和禽类。地中海饮食模式对减肥无额外的改善，但可以减少代谢紊乱和代谢综合征的发生率。

（6）DASH：是一种为预防高血压设计的长期健康方式，它建议人们减少饮食中钠的摄入量，并且多吃含有钾、钙、镁等帮助降血压的食物。DASH模式有助于超重/肥胖的PCOS者改善血压状况，减少脂肪量。

（7）轻断食：又叫"间歇性断食"，可以说是在节食或禁食基础上发展起来的轻度节食。一般来说，这种方法的断食时间比较短（通常为16小时左右），比如"5+2"轻断食，每周7天里选2天节食，少吃的2天必须控制在500～600kcal以内，能量总摄入减少，因此可以达到减肥目的。

无论什么样的减肥饮食，因为有别于常规饮食，严格来说都是一种专业治疗方式，因此有一定的适用范围和禁忌证。这些治疗方式应该在营养师或医师的指导下使用，且不能长期使用。

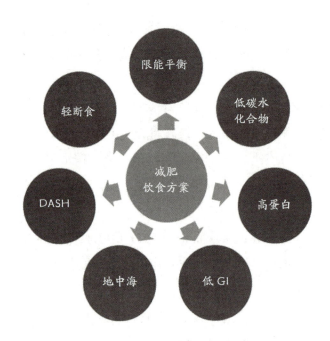

16　营养指导结束后会不会反弹？如果反弹了怎么办？

减肥营养指导不光是一个减肥手段，重要的是在减肥的过程中教会减肥者如何控制体重的方法，帮助减肥者分析肥胖的原因，纠正一些不良习惯，建立良好的健康生活方式，这些方式成为习惯后将受用终身，可以说这是目前最不容易反弹的减肥方法。

17　我的父母肥胖，我的肥胖是否是遗传原因，是不是很难减？

遗传对体重的影响概率只占30%，70%还是因为后天的饮食和运动造成的。减肥时要对饮食做出全面的分析，并制定对应的解决方案，只要有脂肪堆积就一定能够有办法让它分解掉，体重减下来后要学会适当调整生活方式，才能避免反弹。所以，不能把肥胖的原因简单地归为父母遗传，而放弃对饮食运动行为调整的重视。

18　营养指导有没有不良反应？是否安全？

营养指导以你日常的饮食为主，在整个营养指导过程中是不使用药物的，也就是你在整个减肥过程中吃的所有东西都是食品，并且整个过程有医生和专业营养师指导，随时根据你的身体状况进行调整，在健康轻松的状况下减去体重，改善你的健康状况。所以，营养指导是非常安全的。

19　我需要做试管婴儿，营养调整对身体有没有影响？

脂肪超标会降低试管婴儿的成功率，体重控制下来会帮助你更好受孕。并且整个减肥过程不使用任何药物，不会对你身体造成影响。不过因为需要

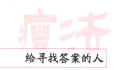

给寻找答案的人

在你促排之前进入过渡期,所以从减肥到促排需要预留至少20天以上的时间,否则时间太短达不到效果。

20 我是准备怀孕的,如果在减肥期间怀孕了,对胎儿是否有影响?

如果你要准备马上怀孕的话可以暂时不用减肥,因为怀孕时体重容易增长,等孩子出生后可以再考虑减肥。如果现在不准备怀孕,即便是在干预的过程中意外怀孕的话也不用担心,营养师可以有针对性地帮助你调整饮食,使你的营养更加全面。

21 如果配合营养指导的话,减肥期间的一日三餐怎么吃?

在减肥期间,三餐可以按照营养师所做的指导方案进行安排。在吃饭前,最好将食物拍照给营养师,获得指导和建议,这可以确保摄入的能量和营养合理。

与营养师的实时交流是必需的,这个过程一般需要1~2周就可以养成习惯。有些减肥者害怕麻烦,不愿意汇报饮食,营养师得不到你准确的进食信息,无法进行指导,自己凭感觉进餐,这是大多数人减肥失败的根源。

22 减肥期间为啥要限制蔬菜的摄入呢,不是建议肥胖的人少吃肉多吃菜吗?

如果采用低碳减肥方式,需要在维持基础代谢的条件下,调整饮食结构,改变身体供能方式,由正常的碳水化合物功能调节为脂肪供能,要达到这一目的就一定要控制碳水化合物的摄入量,提高蛋白质的摄入量。蔬菜的供能营养素是碳水化合物，在某些低碳减肥方案中也要适量，荤菜瘦肉的主要营养素是蛋白质，也需要按照要求摄入，这样才能有效减肥。

23 不是说蔬菜热量低吗，为什么我多吃菜反而还胖了？

有些食物看起来是蔬菜，例如土豆、山药、芋头、玉米。这些虽然会被用来做菜，但这些食物碳水化合物含量非常高，很多人在吃米饭的同时还吃这类食物，就很容易造成碳水化合物超标。

豆制品也经常被做成菜，但腐竹，豆皮，豆干这些豆制品热量都不低。还有些人利用果蔬汁取代蔬菜，果蔬汁往往需要甜的水果或者蜂蜜来调味，实际上热量加倍了。如果你有以上饮食习惯，也会容易发胖。

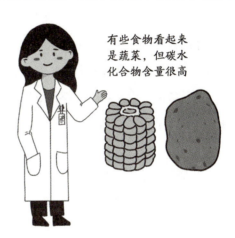

有些食物看起来是蔬菜，但碳水化合物含量很高

24 我以前习惯多吃素菜，现在减肥要求多吃荤菜，我不喜欢怎么办？

低碳减肥期间提倡荤素都要摄入，足够的荤菜可以让你有饱腹感。你可以选择喜欢的品种适当摄入些，但是不要额外增加蔬菜的量，以避免碳水化合物摄入过多，多吃荤菜一方面是为了保证能量摄入，另一方面是避免肌肉流失，等到维持阶段蔬菜还是会增加的。如果你不喜欢吃太多肉，或者你本身就是素食主义者，可以多吃一些大豆制品，这样也能保证蛋白质的摄入量。

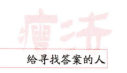

给寻找答案的人

25　我在月经期间可以使用营养指导的方案吗？

营养指导的方案是根据你的身体状况和肥胖程度制定的，一般保证了营养均衡。月经期间仍然可以继续执行，但此期间身体有水钠潴留的原因，会有体重的波动。

26　在聚餐或应酬时，应该如何选择餐馆？

仔细分析一下你生活中的聚餐和应酬，如果有一些是没有必要去的，就应该设法拒绝，你没必要为那些聚餐付出肥胖的代价。

一般来说，川菜湘菜之类的餐馆偏于辛辣，可以大大刺激你的胃口，上海菜系偏于甜腻，京鲁菜系偏于油炸，西餐能量也比较高，日韩菜系偏于清淡。

如果选择餐馆的主动权在你的手里，尽量选择自己熟悉的偏于清淡的餐馆，在餐桌上点菜时，也要适当地"不客气"，掌握点菜的主动权，做到荤素搭配。

知道自己在美食面前往往挡不住诱惑，在赴宴前适当地吃些东西是很有必要的。可以选择一些水果、酸奶、鸡蛋和粥类食物。最好在赴宴前半小时吃掉，等菜肴上来时你就不会狼吞虎咽了。

27　和别人一起吃饭，自己不吃会显得非常尴尬，应该怎么办？

不管你是主人还是客人，在餐桌上不吃东西是很容易引起别人注意的，要么人家认为你有什么心事不高兴，要么是饭菜不适合你的口味，那样大家都会觉得比较尴尬。

最好的解决方式是挑一些热量比较低的食物，堆满自己面前的小盘子，当然也装饰上一些肉类，然后慢慢享用，就不会引起别人注意了。上来一道大菜，先帮别人夹菜。当吃到一定程度时，离开座位，去给别人斟满茶，找别人聊聊天，或者自告奋勇给大家拍拍照，如此既能加深彼此之间的感情，又减少了不必要的能量摄入，可谓一举两得。

28　在应酬聚餐时，我可以喝少量酒吗？

餐桌上的酒尽量少喝或不喝，1瓶啤酒或1两白酒的热量和1碗米饭差不多。喝酒不仅摄入大量的热量，同时伴随吃掉很多油腻腻的菜肴，这是大多数男士肥胖的重要原因。如何减少饮酒呢？关键在自己，大多数人喝酒并非别人劝，而是内心自愿的，不愿意喝谁也拿你没办法。

自己不想喝酒，也就少劝别人，否则就会招来回敬几杯。如果下定决心不喝，那就开车赴宴，也是拒绝喝酒的一个不错的理由。

29　我应酬很多，经常要喝酒怎么办？

应酬需要考虑的主要是酒以及荤素菜的烹调方式。所有的酒，从能量上看，啤酒最低，红酒次之，白酒和洋酒最高。但是从碳水化合物（俗称糖分）来看，啤酒最高，红酒次之，白酒和洋酒最低。如果选择的是控制总碳水化合物的减肥方式，在应酬时非得要喝酒，应尽量避开啤酒，选择白酒、洋酒或者干红。

但是有一点，酒精也是有热量的，如果喝了酒，能量本身就容易超标，所以要选择能量偏低的荤素菜搭配来吃。进食顺序：蔬菜、贝类、鱼虾、去皮禽类，最后才是红肉类，剩下的像东坡肉、脆皮扣肉、猪蹄之类就尽量不要吃。放慢吃饭速度，多聊天，多为邻座服务也是个好主意。最后，毕竟

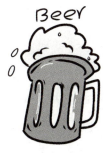

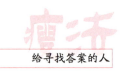

给寻找答案的人

喝酒伤肝,尽量少喝,控制在二两左右,能不喝则不喝。

30　我应酬喝酒较多,吃了白芸豆粉就没关系了吗?

白芸豆粉是纯天然的阻断淀粉吸收的工具,食用白芸豆粉可以阻止淀粉被人体吸收,从而减少脂肪的存储。应酬较多的人应该尽量控制喝酒量,并不是有了阻断剂就可以随意吃大量食物,还是要学会选择。白芸豆粉一般以维持体重为主,如果你想达到理想减肥的目的,请按减肥方案好好执行。

外面的饮食诱惑确实较大,很难抵挡得住,但是有很多可以变通的方法,比如避免不必要的应酬,选择口味清淡的用餐地点,要有意识地慢慢改变,没有什么比健康更重要。

31　我选用的是低碳饮食方案,但是经常在外就餐,我怎么选择食物?

在外就餐也要坚持按计划制定的方案,只要是用心,还是可以有很多选择的,比如:

(1)中餐厅:凉拌、白切、盐水、炝炒、清蒸的荤菜,注意摄入量。

(2)西餐厅:牛扒(尽量避免酱汁)、海鲜汤、鸡肉蔬菜沙拉。

(3)日本料理店:三文鱼、海草、吞拿鱼、蔬菜沙拉、柠檬水。

(4)海鲜餐厅:可选各种鱼、虾、贝类、花螺。

(5)火锅:三鲜锅、叶子菜、水豆腐、菇类、牛肉、羊肉。

(6)韩国料理:烤肉(尽量少吃肥肉)、泡菜。

如果有需要,订餐前可以把菜单发给营养师看,营养师可以帮你选择可以摄入的食物以及量,你也可以告诉营养师你希望选择的食物,由营养师帮你分析可不可以吃。但不可"先斩后奏",吃完了再咨询。

32 我经常在外边吃，找不到建议的食物怎么办？

你可以把经常去就餐的几家餐馆的名字或者菜谱拍过来，请营养师给予建议。在执行低碳方案时，如果实在找不到合适的，有些小吃也是可以作为备选：一例汤，一个鸡腿，一份烫青菜，牛肉丸也可以吃几颗，即便在只有肯德基的情况下，也可以选择像奥尔良烤翅这样没有淀粉的肉类。

33 减肥期间看到各种食品特别诱人，有时会禁不住诱惑怎么办？

减肥期间的营养指导提倡轻松愉快地减肥，偶尔的一次"犯规"虽然不影响整个进程，但是需要立即回到管控状态。诱惑经常出现在聚餐和逛街劳累等情况下，所以应该做好提前应急预案，避免这种状态的出现，不要等到饥饿和诱惑一起来，那样是很难把握住自己的。

在我们制定的食物范围之内，你可以适当增加摄入量，如果感觉吃不饱，每餐可以增加50g左右的瘦肉、牛肉或鱼类。当你满足了自己的食欲以后，就很容易抵御其他的诱惑，慢慢就会适应了。

34 减肥期间口中无味怎么办，有没有什么可吃的零食？

减肥期间由于饮食结构调整，可能出现口中无味的感觉，此时可吃点营养棒、话梅、酸萝卜，或嚼口香糖改善，如果喜欢吃辣的可以加辣椒炒菜，还可以放点醋改善一下口味。

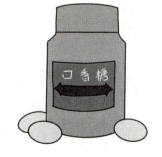

35 我在低碳减肥期有一些不适感，怎么办？

在低碳减肥期，一小部分人会因为碳水化合物不足，出现戒断症状，包括头痛、恶心、头昏、疲劳、肌肉痉挛、易怒等等。如果发生戒断症状，可以多吃点蔬菜，喝足量的水并服用含镁、钙、钾的补充剂，或者听从营养师的建议，适当添加水果。一旦你的症状减轻，请回到原有的饮食计划中来。戒断症状很少多于5天，大多数人生理上对糖的渴望可以在糖戒断3～4周内结束，情绪也会随之改善。

36 营养指导方案要求每天喝8～10杯水，喝不下那么多怎么办？

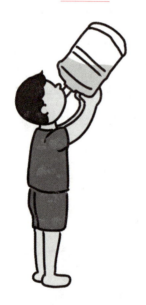

根据《中国居民膳食指南》的推荐，每人每天应该摄入至少1200mL的水，但这1200mL不是一次两次喝完，而是在全天各个时段摄入，每次100～200mL不等。除此之外，饮水量会因为每个人的体质、所处环境、气候、运动量和工作的不同而有所不同。如夏季在户外工作的人，由于出汗较多，饮水量至少应该达到2000～3000mL，而冬天出汗量少，1200～1500mL就足够了，所以不必强求。需要注意的是，没必要一次性将水喝完，遵守少量多次的原则。

37 减肥期间，我感觉非常饿怎么办？

减肥营养指导提倡健康减肥，不提倡节食，在减肥期如果感觉饥饿，首先检查一下，摄入能量是否足够，不能为了快速减肥偷偷减少食物摄入。如果是偶然现象，可以提前吃点酸奶或水果。

两餐之间如果饿得太早，说明上一餐的饮食能量可能过低，此时应适当增加荤菜的摄入量，保证摄入足够的蛋白质来增加饱腹感。另外，吃了升糖指数偏高的食物，导致血糖波动太大也会造成饥饿感。

38 零食和水果都不能吃，饿了怎么办，总不能老吃菜吧？

如果出现饥饿感，首先要回顾一下吃的食物是否足量，种类是否合理，吃饭时间和加餐时间是否合理。如果确实想吃零食，可以吃一些牛肉干，也可以吃点水果。

39 为什么减肥过程中感到吃不饱的时候强调让我多吃荤菜，而不是多吃蔬菜，那不是越吃越胖吗？

在低碳水化合物饮食减肥的过程中，一般采用的是通过限制饮食中碳水化合物的摄入，进而限制能量的摄入，提高脂肪和蛋白质的供能比，替代原有碳水化合物能量的一种饮食结构。

如果你采用的是低碳饮食方案，由于蔬菜中碳水化合物含量较多，不建议多吃。低碳水化合物饮食减肥的原理是在保证每个人热量适当的基础上，控制总糖分的摄入，使机体分解脂肪供能。荤菜的碳水化合物含量相对于蔬菜来讲要少，所以如果感觉不饱可以增加荤菜的摄入量，直到8分饱，而不能增加蔬菜的量。

40 医生建议我多吃低升糖指数的健康食物，都有哪些食物？

碳水化合物是身体能量来源的前期形式。吃富含碳水化合物的食品有助

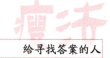

于保持注意力集中，此外还能让人长时间保持饱腹感。但并非所有含碳水化合物的食物对健康都有好处。

GI 是食物对血糖水平产生影响的指数。含碳水化合物食物可以被分为低、中、高血糖指数三种类型。富含碳水化合物食品通常都是高 GI，容易被吸收，因此可以大幅度增加血糖水平，导致冠状动脉疾病风险增加。相反，低 GI 的食物对健康更有好处。

最新的研究指出，低 GI 食物有助于维持正常血糖水平。人体需要足够的胰岛素才能维持血液中的葡萄糖水平，而低 GI 食物带给人体的是正常胰岛素敏感度。在身体保持正常血糖水平情况下，就更容易燃烧脂肪和保持能量稳定。

低 GI 食品的纤维含量都很高，有助于健康。此外，这类食品还有降低总胆固醇水平的好处，可以在减少低密度脂蛋白的同时增加高密度脂蛋白（好胆固醇）。

减肥期建议的食物基本是低 GI 食物。除此之外，合理搭配粗粮，蔬菜，鱼类，坚果可以降低 GI 值，淀粉含量高的食物如精细的米面配合适量的肉类比全部是淀粉的单一食物的 GI 值要低。

常见食物 GI 一览表

GI	食物种类
低 GI 值	GI＜30：菠菜、椰菜、茄子、苦瓜、小黄瓜、豆芽、芦笋、海带、白萝卜、四季豆、番茄、洋葱、柳橙、木瓜、草莓、毛豆、腰果、杏仁、花生 GI=30：起士、鲜奶、蛋 GI=40：哈密瓜、桃子、樱桃、西红柿、苹果、奇异果、豌豆、豆腐
中 GI 值	GI=45：瘦猪肉、牛肉、鸡肉、羊肉、香肠、腊肠、培根、火腿、鱼丸、虾、牡蛎 GI=50：芒果、布丁、果冻 GI=60：糙米、稀饭、燕麦、全麦面包、全麦面、荞麦面、香蕉 GI=60～70：麦片、胚芽米、牛角面包、面条、南瓜、玉米、菠萝
高 GI 值	GI＞70：白米、炒饭、烩饭、培根、吐司、年糕、马铃薯、山药、红萝卜、蛋饺、脆肠、肥肠、猪肚、牛肚、草莓酱、巧克力、甜甜圈、牛奶糖、洋芋片、蛋糕

41 低碳饮食期间，早餐除了可以吃鸡蛋，还建议选择哪些食物？

大部分人因为工作原因，早餐时间相对比较紧张。推荐的食物可以选择小青瓜、圣女果、莴笋丝、海带丝、生菜，培根2片、西式火腿50g，豆浆、纯牛奶、美式咖啡、无糖豆腐花、生菜瘦肉汤、西红柿鸡蛋汤、鸡蛋羹。

比如：鸡蛋1～2个+无糖豆浆200mL或低脂/脱脂纯牛奶一瓶；黄瓜半根+1个鸡蛋+柠檬水；3个小番茄+鸡蛋；半根黄瓜+鸡蛋+半根食物棒；瘦肉100g+蔬菜150g；培根80g+半根黄瓜。

42 我应酬多，经常要饮酒，能推荐喝什么酒吗？

减肥期间不建议饮酒是因为酒精的产能比较高，而且直接在胃里就能吸收，容易摄入过多的热量。饮酒影响肝脏，不利于脂肪代谢。其次，喝酒之后消耗脂肪会延迟。

如果实在要喝的话可以选择1～2两的白酒或者洋酒，多喝水、多吃绿叶菜，并且在酒后适当增加运动。不要喝啤酒，更不要喝饮料，否则对减肥影响更大。

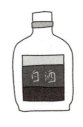 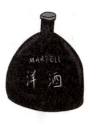

43 在采用低碳饮食方案时，酱鸭、酱肉能不能吃？

酱鸭、酱肉在加工过程中会产生致癌物质亚硝酸盐，从健康角度考虑，我们建议选择新鲜食物，酱鸭、酱肉最好不要吃。

如果实在想吃，了解清楚是否加糖或淀粉，如果没有添加，可以适量食用。如果有添加糖或淀粉之类的添加剂，建议不要食用。

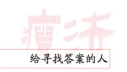

给寻找答案的人

44　炒菜的时候可以加辣椒调味吗？

菜椒、青椒在低碳饮食减肥期间最好不吃，因为两者的碳水含量相对偏高，影响减肥效果。但是像小米椒之类，作为调味品，少量食用是可以的。

45　在低碳水饮食减肥时，清蒸的东西可以放酱油吗？

酱油是由大豆酿造而成的，为了提鲜，很多酱油会添加一些糖，可能会影响减肥效果。所以作为调味品可以适当使用，不要太多。食用后，最好观察一下尿酮的变化，如果尿酮检测不到或者比之前变浅，则不能食用。如果尿酮仍然较深（达到3＋以上），则影响不大。

46　吃阿胶，对脂肪分解有影响吗？

阿胶可以补血，增强机体免疫功能，可以提高耐缺氧、耐疲劳的作用，是冬令进补的好东西。但阿胶一般都需制成复方阿胶，里面有许多糖类、淀粉类不利于减肥的成分。所以减肥期间不建议服用，到维持期可以服用。

47　鱼皮能吃吗？

鱼皮含有丰富的蛋白质和多种微量元素，其蛋白质主要是大分子的胶原蛋白及糖胺聚糖（黏多糖）的成分，是女士养颜护肤、美容保健的佳品，医学研究发现，鱼皮中的亮氨酸有抗癌作用。每100g鱼皮含蛋白质67.1g，脂肪0.5g，其蛋白质为胶原蛋白，能量不高，不仅不影响减肥，而且对美容、补钙都很有好处。

鱼皮能不能吃，要看你执行的饮食方案和加工的方式。例如，如果你执行的是低碳方案，加工方式不含糖类和淀粉，是可以吃的。但是需要注意，经过油炸的鱼皮，最好不要吃。

48　热狗、香肠能不能吃？

一个普通的热狗约含有 15g 脂肪和 1.3g 钠，香肠中的 3/4 的热量都来自脂肪。有些比较健康的香肠可能脂肪含量会比较少，但是它还是含有极高的钠。

所有热狗或者香肠通常会添加大量的淀粉，在减肥期不要吃，会影响脂肪分解。1 根烤肠（75g）含有热量 381kcal，需要慢跑 56.9 分钟消耗完。正在减肥的你，觉得能吃吗？

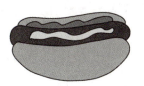

49　为什么在减肥期可以喝豆浆，而一直到减肥期结束都不建议吃豆制品呢？

豆类食品通常指杂豆（淀粉豆），比如红豆、绿豆以及豆类蔬菜，如豆角、四季豆之类。大豆制品（黄豆、黑豆、豆浆、南豆腐、豆腐花）少量摄入影响不会太大，但是要关注尿酸、尿酮的指标。之所以建议喝豆浆，是因为豆类浓度比较低，对尿酸、尿酮基本上没什么影响。

在减重期需要大量摄入优质蛋白质，控制碳水摄入的同时增加膳食纤维的摄入量，而豆腐、内酯豆腐、日本豆腐这种含水量高的豆制品可以和蔬菜搭配食用，但像豆皮儿、豆干、腐竹等含水量低，蛋白质含量不高又没什么膳食纤维的食物，不是优质的减重期选择食物，所以不建议减重期吃。

50　我可以吃鸡爪、鸡翅之类的食品吗？

鸡爪、鸡翅的可食部分主要是皮部，因为皮部饱和脂肪含量比较多，尽

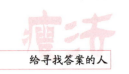

量少吃。

51　早饭必须喝豆浆吗？

在减肥过程中，没有什么食物是必须食用的。除了豆浆外，你还可以吃豆腐脑（不加糖）或无乳糖纯牛奶，无糖酸奶也可以。

52　我可以不吃肉，只吃蔬菜吗？多吃蔬菜可以吗？

蔬菜的热量比较低，又含有丰富的膳食纤维、维生素和矿物质，是提供充足饱腹感，提高新陈代谢，补充身体必需营养的关键。

《中国居民膳食指南》建议，每人每天应该摄入蔬菜 300～500g，其中深色蔬菜占二分之一。中国营养学会建议，每人每天至少要吃 5 种以上的蔬菜，最好是选择当季的时令蔬菜。在减肥过程中，建议荤素搭配，保证营养全面，每种食物的营养素都不同，搭配食物可以起到互补作用。

偶尔有一餐不想吃荤菜，可以选择只吃半斤蔬菜或者把肉换成豆制品，一周 1～2 次。如果想要多吃蔬菜，可以午餐以荤菜为主，晚餐以蔬菜为主，但是建议把一天的蔬菜量控制在 7 两以内。

53　在采用低碳减肥方案时，为什么不建议多吃水果？

水果的营养物质包括水分、糖分和有机酸，此外，还有膳食纤维、有机酸、芳香物质、维生素、微量元素等等。

在水果的营养物质中糖分占了很大的比例，糖分一般是指葡萄糖、果糖、蔗糖等，都是简单糖。其中果糖基本上只能进入肝脏进行代谢，而果糖代谢的中间产物（甘油醛和甘油等），很容易合成脂肪。果糖代谢过程缺少限速酶（磷酸果糖激酶），就是说只要果糖吃得多，合成脂肪的速度就会加快。相比于蔬菜，水果里除了糖分，还包括有机酸和芳香物质，容易刺激食欲和唾液分泌，导致肥胖。

低碳减肥原理是控制糖分的摄入来启动脂肪分解，减肥期内的荤素菜都是经过精确的计算和安排的，相对来说糖分含量比较少时，机体容易达到脂肪分解的要求。其他的蔬菜或者水果暂时不要吃，如果实在想吃，可以根据你的减肥情况请营养师来做适当调整。

54 减肥期我可以喝咖啡、茶和其他饮料吗？

除考虑碳水化合物外，咖啡、茶、饮料中有些食物成分，比如咖啡因、茶碱会影响矿物质的吸收，增加身体对糖的渴望，最终影响脂肪分解和减肥效果。如果真的想喝，建议喝淡茶，像菊花茶、金银花茶，或者喝美式咖啡（不加糖、不加奶的咖啡）。

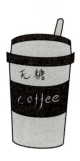

55 减肥过程中可不可以吃少量的牛肉干和蜜饯？

在减肥过程中，每种食物都含有糖分，首先我们要知道你的脂肪分解的情况，如果尿酮比较好，那我们可以适当的选取一些牛肉干和卤牛肉等，但是蜜饯暂时不要吃。如果你确实嘴馋，可以选择一种咸酸味的话梅含在嘴里。

56 如果我执行低碳饮食方案，在减肥结束后也不能吃主食吗？

在执行低碳饮食方案时，身体是缺乏糖原的，这时候忽然增加了一些高糖的食物进来，身体的吸收能力会增强，糖原会携带相当于自身重量2～3

倍的水分在回补，所以体重会波动很大。

但是恢复正常饮食之后再吃等量的相同食物，是不会出现这么大的体重波动的，也就是说减肥结束后是能吃主食的，但是要在过渡期之后。

57 减肥期能不能喝汤？

减肥期可以适量喝些汤，尽量选择清淡的汤料，表面的油要去掉。从营养角度看，汤内只含有少量的维生素、矿物质、脂肪及蛋白质分解后的氨基酸。喝汤时，汤的原料也要一块吃下去，这样补充营养才全面。

煲汤时汤中的食品，如瘦肉、鸡肉、猪骨，或者鱼等除脂肪外，蛋白质的溶出率很低，煲2～3小时的汤，蛋白质的溶出率在5%～10%，根本无法满足人体对蛋白质的需求。但是汤中的脂肪含量特别高，喝汤后将带给身体大量的热量，如果尿酸高，应少喝老火汤、肉汤。

58 烹饪时使用的调料，需要注意些什么？

烹饪方式应尽量避免红烧、勾芡、加面粉。如果一定要红烧也可以，不要放白砂糖，或者可以选择放少量的木糖醇，葱、生姜、大蒜、辣椒、料酒、腐乳等配料都可以放，但是这些调料不要直接吃。

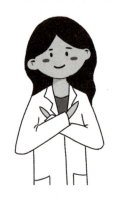

红烧
勾芡
加淀粉

减肥期间建议少吃调料的一个原因是为了减少钠盐的摄入，过多摄入钠盐会造成肝肾负担，新陈代谢下降和浮肿等问题，大部分调料的钠盐含量都不少，所以要控制放入调料量。

59 如果执行低碳方案，减肥到什么时候，我可以吃面食？

达到目标体重后，饮食中可以增加食物的种类。也就是到了过渡期之后营养师会指导你逐步增加主食，包括面食。

原则上是整个减肥期都不能吃面食，如果你确实很馋，偶尔想吃面食或其他富含碳水化合物的食物也是可以的。此时可以定个目标，1周内能减重1kg或尿酮连续5天都是+++，可以偶尔增加面食。

60 一旦我达到目标体重，在维持期我可以吃和不可以吃些什么食物？

其实没有哪一种食物是绝对不能吃的，但从维持体重的角度来看，我们需要选择健康的脂肪、低GI的主食，比如粗粮、大量的蔬菜水果、充足的优质蛋白。具体的品种和数量可以参照维持期的饮食原则和建议。

很大程度上，每个人维持期的食物选择要根据自己的碳水化合物极限来调整，还要考虑基础代谢和活动量。年轻人和男性比老年人和女性有更高的代谢率。如果你肌肉比较充足，经常体育锻炼，可以有规律地吃些淀粉质蔬菜，豆类，适当地吃些全谷和水果。相反，如果你的碳水化合物极限低，肌肉比较少，不经常运动，应尽量选择天然食物，避免食用精加工过的食物。

61 据说坚果含有碳水化合物，在低碳饮食减肥时可以食用吗？

营养指导不是不能摄入碳水化合物，只是要控制碳水化合物的摄入，并且食用营养丰富的食物。坚果中脂肪含量很高，不同的饮食方案其脂肪配比

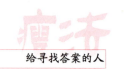

给寻找答案的人

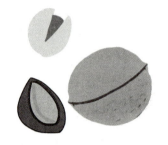

是不同的,具体可咨询自己的营养师。

我们不推荐在减肥期内食用很多坚果。但如果此后你的体重仍然在缓慢下降,你可以试着吃一点,比如10颗以内的开心果。

62 减肥期间吃的食物中没有甜味,我就很难过,怎么办?

减肥期间,营养指导主要是通过限制碳水化合物来稳固血糖和胰岛素水平。糖是碳水化合物,所以要严格限制。如果你喜欢甜食,我们推荐食用糖替代剂,替代普通的果糖、乳糖、麦芽糖等。推荐安全的不影响减肥的甜味剂,如木糖醇。有些人可能会对某些甜味剂产生反应,用量越大,反应越大,因此甜味剂尽量少用。

63 哪种水果的碳水化合物含量相对较低?

在低碳减肥的诱导期需要完全避免食用水果,因为水果会影响脂解作用。当你进入继续减肥期,可以试着吃些含碳水化合物低的水果。如适量草莓、黑莓、樱桃、圣女果、李子、桃子等等,但是要避免饮用果汁。

食用这些含碳水化合物低的水果后,如你仍能逐步减轻或维持体重,根据你减肥的阶段,可以试试其他品种的水果,比如苹果、梨、柚子、番石榴。

64 减肥期间可以喝牛奶吗?

牛奶的主要成分是蛋白质、脂肪、碳水化合物和维生素等,对补充身体营养有一定的作用。

减重期每日可摄入200~300mL的奶制品。市面上有不同类型的牛奶,选择适合自己的一款。

全脂奶热量高,脂溶性维生素多,适合儿童,体重正常的成年人;低脂奶的部分维生素损失,适合减肥,血脂异常人群,消化能力弱的老年人;脱脂奶热量低,脂溶性维生素很少,口味不浓郁,适合超重肥胖,高血脂,动脉粥样硬化的人群。对于乳糖不耐受的人来说,建议选择无乳糖的牛奶。

65 多喝咖啡有助于减肥吗?

有一些科研结果表明,咖啡因可以加快新陈代谢,控制食欲,但是没有足够的科研数据证明多喝咖啡可以减肥。也没有一个准确的数据表明饮用多久才能达到减肥效果。

咖啡因摄取过多会引起焦虑、心慌、失眠等症状。因此,没有必要为了减肥而多喝咖啡。

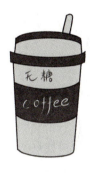

66 咸菜、辣椒、榨菜、大蒜这些调味的东西可不可以吃?调料方面有没有什么需要注意的?

咸菜和榨菜因为含钠比较高容易导致水钠潴留,尽量少吃。辣椒,大蒜可以调味,但不建议直接食用。调料方面除了我们熟知的植物油、盐以外,酱油(少量)、醋、剁椒、料酒(少量)、腐乳(少量)、八角、茴香、孜然、香叶等都是可以食用的。

67 蔬菜的 150g 大约有多少呢?

新鲜蔬菜 150g,约等于中等大小的菜心 5~6 条,生菜 1 颗,青瓜半根,中等大小的西红柿 1 个。

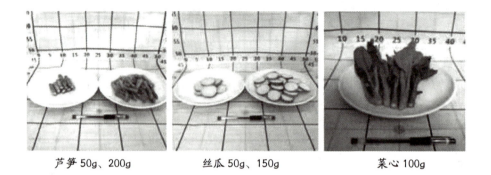

芦笋 50g、200g　　　丝瓜 50g、150g　　　菜心 100g

68　减肥期如何控制盐分的摄入？

做饭时，建议用限盐勺进行定量，烹调尽量使用低钠盐。炒菜时在关火出锅时再放盐，尽量少吃腌制食品和加工肉制品，选择低盐挂面，少用高盐的调味料如鸡精、酱油，如果用这类调料，盐量减半。

做菜尽量多加醋，醋会增加咸味。天然的黑白胡椒、花椒、孜然、香草、辣椒粉都可增加味道，比如炒肉加黑胡椒提味，可以减少盐的摄入，蔬菜蛋花汤或肉片汤加入白胡椒味道更浓郁。还可以利用食物本身的味道增鲜，如贝壳类海鲜做汤或煮菜，可完全不用加盐。

69　孩子现在正是发育期，减肥时吃得这么少，对身体会不会有影响？

目前来讲对孩子的健康影响更大的是脂肪的超标。在减肥的过程中只要保证足够的能量和营养物质摄入，就不会对小孩子的身体造成影响，减轻体重会更有利于孩子的健康。建议平时的饮食多样化，不要饥饿，保证优质蛋白的摄入，按时服用补充剂和水。

70 减肥过程中食用高蛋白的食物过多，会不会引起肝肾负担？

对于健康人来说，短期的高蛋白膳食对肝肾没有任何伤害，也不会引起身体异常。国外研究者做了很多针对性研究，从做力量训练的人，到糖尿病前期患者、腹部肥胖人群和普通健康成人的研究，都没有发现高蛋白质的摄入会对肾脏造成危害。另有研究表明蛋白质摄入量高达总能量的35%，对健康人的肾脏也没有不良影响。

71 在营养指导中，如果吃很多鸡蛋包括蛋黄，会不会摄入过多的胆固醇？

因为我们机体不会合成8种必需氨基酸，所以必须从食物或补充剂中获得。鸡蛋可提供8种必需氨基酸，是天然完美的食物。

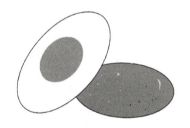

每枚鸡蛋中的卵磷脂含量约占蛋黄总重量的1%，约含0.7g的优质卵磷脂。人体所需的外源性胆碱90%是由卵磷脂提供，它能调节胆固醇在人体内的含量、有效降低胆固醇、高血脂及冠心病的发病率，提高脑细胞的活性化程度，提高记忆与智力水平。

成年人每日建议摄入的蛋类为40～50g，对于肥胖、高血脂、胆结石的患者来说，一天不应超过1个蛋黄。

72 吃肉太多，会不会对身体有害？

肉类属于蛋白质含量丰富的食物，减肥期间一定要保证蛋白质摄入，如果不吃荤菜，身体内的蛋白质也会消耗，这样肌肉会慢慢分解损失，一旦肌

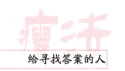

给寻找答案的人

肉组织减少，身体的基础代谢率就会下降。如果恢复正常饮食后，体重就会反弹。

减肥期间要通过摄入优质蛋白以及增加运动来保护和增加肌肉组织。所以，摄入一定量的肉是必须的，当然也不会无限量地吃，什么东西都不是越多越好。如果你平时基本不吃肉，可以先少吃点，适应一段时间。

73 减肥期间选购食物时，营养标签上的数据有什么作用，有哪些需要注意的地方？

面对各种包装食品，看懂营养标签很重要。通过学会看标签可以决定哪些该买，哪些不该买，尤其是采用低碳水化合物饮食时更要如此。营养标签主要有两类：

一是"营养成分表"。这是一个包含有食品营养成分名称、含量和所占营养素参考值（NRV）百分比的规范性表格。营养成分表是营养标签必须展示的内容，是表明人们在食用后，身体所能获取的营养物质。包括能量、蛋白质、脂肪、碳水化合物、钠（盐的成分）等。一般以每100g和（或）每100mL和（或）每份的含量来表示。

二是"配料表"。介绍该种食物的组成成分，是按照"食物用料量递减"的原则来标示的，也就是说配料含量越靠前，含量越多，占比也就越大。

74 如何看懂营养成分表？

营养成分表大部分标注的是每100g或每100mL所含的营养素重量以及营养素参考值。需要注意的是，有些高热量的食物，如薯片，是按照每份（30g）标注的，1包薯片往往有100多克，所以要留心换算。热量的标注单位是千焦（kJ），我们日常说的热量是大卡，也就是千卡（kcal），这2个单位之间是有换算公式的：1kcal=4.186kJ，所以把食物热量表上的数字除以

4.18（或者除以 4.2）就是千卡了。

除了热量外，最重要的是能通过营养成分表分析食物中所含的营养物质。蛋白质是构成身体必要的元素，蛋白质含量越高越好。比如牛奶最好选择蛋白质含量在 2.0g（每 100mL）以上的，酸奶选择蛋白质含量在 2.3g（每 100mL）以上的。

营养成分表		
项目	每100g	营养素参考值%
能量	1960 kJ	23%
蛋白质	7.5 g	13%
脂肪	23.5 g	39%
碳水化合物	60.0 g	20%
钠	360 mg	18%
钙	300 mg	38%
铁	6.0 mg	40%
锌	4.50 mg	30%

有的食物脂肪含量过高，最典型的就是水果干，吃这样的食物不如直接吃新鲜水果。

营养成分表右面一栏标注的是营养素参考值（NRV），是指产品中所含营养量占"我国居民膳食营养素每日推荐摄入量"的比例。

NRV 主要依据我国居民膳食营养素每日推荐摄入量（RNI）或适宜摄入量（AI）制定，大致表示当摄入 8400kJ（2000 大卡）能量时宜摄入的营养素含量。

我国建议居民每日摄入的膳食营养素为 60g 蛋白质、60g 脂肪、300g 碳水化合物以及 2000mg 钠。每 100g 食品的营养素含量除国民每日推荐摄入量，就是营养素参考值。

例如：蛋白质 NRV：7.5g/60g ≈ 13%，钠 NRV：360mg/2000mg=18%。

75 成品食物主要的配料种类有哪些？如何根据配料表选择减肥期间的食物？

在挑选食品时，应倾向选择天然健康的食材和制作工艺。除去原料和少量辅料，食品配料表中剩下的大部分是食品添加剂。因此，在选择食品时，

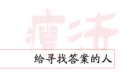

选择配料数量少的会更好一些。

主要的配料种类如下：

糖类：白砂糖、蔗糖、果糖、冰糖、葡萄糖、枫糖、麦芽糖、糖粉、果葡糖浆、麦芽糖浆、高果糖浆、蜂蜜、花蜜等。富含添加糖的食品有饮料、糖果、面包、饼干、汉堡、蛋糕、冰激凌等。

谷物和薯类：谷类包括小麦面粉、大米、玉米、高粱等制品，如米饭、馒头、烙饼、玉米面饼、面包、饼干、麦片等。薯类包括甘薯（又称红薯、白薯、山芋、地瓜等）、马铃薯（又称土豆）、木薯（又称树薯、木番薯）和芋薯（芋头、山药）等。

食用油和乳制品类：尽量选用大豆油、菜籽油、橄榄油、玉米油等油类。根据营养成分表正确选择调味料、干货制品、乳制品等加工食品。如同样都是牛奶，含糖量大不相同，在市场选购牛奶时，尽量选择 100mL 奶制品碳水化合物偏低的，一般牛奶中乳糖含量在 5% 左右，但有些调制乳奶等产品会额外添加糖来改善口感，因此要尽量避免选择额外添加糖、炼乳等配料的牛奶。

76 减肥结束后，我还需要继续控制饮食吗？

在减肥期间，每个人都应该学会如何合理规划自己的饮食，掌握一些必要的营养学知识，从而达到合理饮食的目的。要想保持体重，学会科学饮食是最关键的。很多人减肥的结束，就是反弹的开始，这是因为根本没有掌握饮食的方法，重新回到原来的老路上，当然会导致体重反弹。

因此，不能等到减肥结束才想到如何控制饮食的问题，而是要在减肥过程中努力掌握营养学知识，学会科学合理搭配饮食，了解如何自我配餐，如何保持体重。在减肥结束之后，把学到的知识应用到日常生活中，养成良好的个人生活习惯，这样就能保持体重不反弹，而不是一直想着通过控制饮食保持体重。

77 减肥结束后感觉想要放纵自己，不想控制饮食怎么办？

在减肥结束后，健康而平衡的饮食是维持体重的关键。在减肥期间，你不仅要通过各种方式达到满意的体重，而且要学会保持体重的方法和习惯，这样才不会反弹。减肥结束后放纵自己，必然导致前功尽弃，重新回到肥胖，并且有可能超过原来的体重。

很多人在减肥期间认为受到很多限制，觉得非常痛苦，不快乐，这往往是减肥结束后放纵的原因之一。虽然经过减肥达到了理想的体重，但是没有从思想上认识到减肥的重要性和意义。在减肥期间，受到理性的克制，潜意识一直在忍受着各种不愉快，没有与理性达成统一的思想，在减重结束后，强大的潜意识终于爆发，开始放纵自己。

我们建议在减肥期间，不要采用节食、限制太多饮食和强烈运动等方式，要循序渐进，愉快地减肥，这样在潜意识里形成的习惯才能长久持续下去。

另外，要分析一下自己在什么情况下有这种想法，然后采取针对性的措施。比如是压力过大，心情不好还是感觉生活无聊，通过合理安排工作，调整情绪，培养一些生活情趣，调整心情之后，就不会再单纯用饮食解决这些问题了。然后按照减肥期间学会的饮食方式，规律饮食，控制总能量摄入，就可以长期保持减肥的成果。

78 减肥结束后3个月，我发现体重又有些上涨，怎么办？

一般来说，在减肥期结束后会设置过渡期和维持期，每一个时期都需要关注体重变化。减肥后出现体重波动是正常的，只要不超过 1～2kg 即可。

但是显著的体重上升或快速上升，

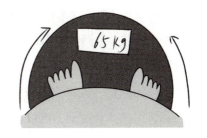

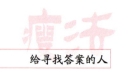

必然与饮食或生活方式有密切的关系，此时需要认真检讨这一时期的饮食结构和方式，按照减肥期间学习到的知识，尽快回到减肥后的体重上来。必要时，还需要配合运动、药物和中医治疗以及寻求营养指导，切不可任凭体重上升，导致大幅度反弹。

如果体重上升是由于健康问题引起的，则应寻求医生的帮助。

79　减肥后，怎样才能更好地保持体重不会反弹？

据统计，减肥成功的人，体重能够保持1年的不足50%，保持2年的人大概在20%，保持5年的人只有10%了。如果采用了比较极端的不科学的减肥方式，例如节食、剧烈运动、药物等迫使身体瘦下来的方式，短期反弹是必然的。

（1）避免反弹，必须要在减肥期间做好准备

一个完整的减肥周期是90天，减肥不仅要采用科学的减肥方式，而且减肥过程中需要跟着营养师学习必要的饮食知识，同时形成新的思维习惯。

反弹一方面是由于不合理的减肥方式，另一方面是由于没有从根本上改变饮食习惯。大多数肥胖者同时伴随亚健康症状，甚至一些相关疾病，如果没有从根本上解除身体的亚健康或疾病，在减肥结束后身体就会像弹簧一样恢复原来的状态。所以在减肥期间，需要通过症状评估，化验检查，发现身体问题，通过中医或西医的方式进行治疗，纠正体内的内分泌紊乱，才能达到减肥不反弹的目的。

（2）做好"维修保养"，永保你的美丽身材

如果你购买电器或汽车，一定会有保养维修的概念。汽车需要保养，电器也需要维护，身体也需要进行保养和维修。

当你的减肥已经取得了成功，为了协助你保持良好的身材和理想的体重，一旦出现体重波动，可以马上回到减肥中心进行"维修"，通过医学专

家诊断和营养评估，对你的体重波动进行再次分析，进行必要的治疗和营养调整，随时将你的体重调整到正常范围。你在减肥期间养成的良好饮食和行为习惯将影响你的一生，这不仅可以永保你的美丽身材，而且还能防止相关疾病的发生，为你带来健康的未来。

运动篇

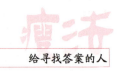

给寻找答案的人

01　在运动减肥时，集中时间锻炼好还是分开锻炼好？

从减脂的角度来看最好是集中时间锻炼，这样更加符合人体的运动消耗规律，因为身体活动前 30 分钟，是以糖原供能为主，30 分钟之后身体进入脂肪供能为主的状态，就能达到燃脂的效果了，所以还是集中时间锻炼燃脂效率会比较理想。

02　如果做减肥运动的话，是直接选择喜欢的运动，还是按照顺序运动比较好？

正确的运动顺序是：热身 – 正式运动 – 放松拉伸，整个运动的时长大概持续半小时至 1 小时，而减重人群最科学的运动顺序是：热身 – 力量训练 – 有氧运动 – 放松拉伸，力量训练和有氧运动的时间比例约为 3 ∶ 7。

03　每次做减肥运动，多长时间比较合适？

一般来说，一周可以安排 3～5 次的运动，运动强度在中等强度（心率 120～140），每次时间在 30 分钟至 1 小时左右。建议一周运动的总时长在 150 分钟左右比较适宜。

04　我一向没有运动的习惯，从哪些运动开始做比较好？

首先要在日常生活中增加活动次数，例如多走路、多爬楼梯、多动手做家务等。同时要减少看电视等静态活动，增加动态的休闲活动。

培养运动恒心，切勿急进，应按情况慢慢提高运动量。不建议为了减肥，一开始就兴致勃勃地去办张健身卡，后期却不了了之。

05　我多做些家务劳动，这样能够代替体育锻炼吗？

日常生活中的各项活动确实都可以为能量消耗做出贡献，但不是每项活动都可以称作健身活动，例如家务活动、弹奏乐器等，这些虽然可以消耗身体多余的能量摄入，为减轻和保持体重做出贡献，但对身体机能素质的提高没有太大帮助。

只有可以提高人体心肺机能、力量素质、柔韧性、平衡能力以及灵敏素质的运动项目，才是真正的运动健身项目，才会有更大的健康益处。想通过单纯增加某项或几项家务活动达到减肥目的，不仅时间要增加很多，而且很难坚持，因此家务活动可以作为能量消耗的辅助项目，但不能单纯靠做家务来减脂肪。

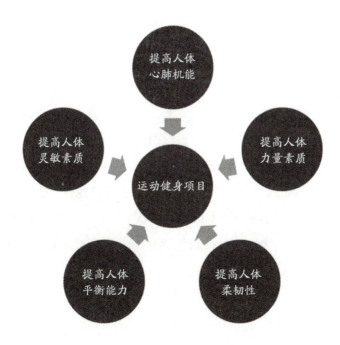

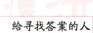
给寻找答案的人

在做家务劳动的同时，积极锻炼身体也是最佳的选择。注意锻炼平时不常用的肌肉以及进行拉伸练习，使疲劳部位得到放松，既能预防疲劳又能减少退行性病变的发生。

06 我吃了很多甜食，可以通过多做半个小时的有氧运动来消耗它吗？

在进食甜食之后，通过有氧运动燃烧脂肪，是可以消耗过多热量的。但是一旦形成了习惯，从长期来看对减肥不利。

试想一下，当你有了延长运动时间来消耗过多热量的借口，你还会很好地控制住自己的饮食吗？而且，长时间过度运动，会让身体长期处于疲劳状态，也许在运动时还没感觉到，一旦停下来，就会感到全身酸痛，久而久之，这一招也不灵了。

07 每天工作很忙，锻炼的时间每次还需要1个小时以上，这哪里能做得到啊？

有氧运动减肥需要的是坚持，如果是一时兴起做运动，等到兴趣没了就放弃的话，减肥是不能完全成功的，即使在一段时间之后瘦下来了，不坚持运动，减肥很快会反弹。所以一定要坚持，慢慢养成运动的好习惯，就不会觉得这是一个艰难的任务，而是把它当成一个兴趣来执行了。

如果一次运动1小时感觉太长，可以安排40分钟。如果连40分钟的时间都没有，就用碎片化的时间来安排运动，每天的累计运动时间至少应超过半小时。

08　经常没时间运动，那我要怎么做？

忙碌往往是缺乏计划造成的，你应该调整一下生活工作计划，安排出运动时间。如果要减肥就要认真地把减肥作为生活中的一部分，而不是可有可无的内容。

你可以把运动融合在生活中，比如每天步行或骑自行车上下班，用爬楼梯代替乘电梯，利用碎片化时间累计完成每天能量消耗的目标。使用这样的方法，每个人都能为自己创造增加能量消耗的机会。尽管对于经常坐车、开车或者乘高层电梯的人来说很难接受，但培养这样的生活习惯既低碳环保又节省时间，还能锻炼身体，何乐而不为呢。

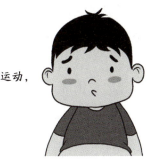

另外，你还可以通过调节运动方式和时间长度安排运动处方。通常可以采取每天走一万步的形式，然后学会一些简易的室内运动随时穿插。如俯卧撑（女性可以做扶墙俯卧撑、跪式俯卧撑）、平板支撑、卷腹、原地跑、跳绳、转呼啦圈，利用弹力带做拉伸（全身的拉伸运动），或者一些简易瑜伽动作。

对于大多数人来说，往往不是有没有时间的问题，而是是否愿意在减肥上花时间以及是否愿意运动的问题。

09　我平时很懒，所以才肥胖的，我可以控制饮食，但减肥期间可以不运动吗？

能减肥的核心理论只有一条：每天的摄入量小于每天的消耗量。持续一

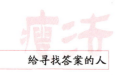

段时间,就会瘦下来。因此,从理论上来说,做好饮食计划,不运动体重也能降下来。

减重期间,需要蛋白质的摄入外加配合运动才能在消耗脂肪的过程中减少肌肉流失。在这个过程中,需要通过有氧运动帮助脂肪分解,借助力量训练消耗糖原,维持肌肉量。如果单单通过饮食干预,很容易造成肌肉流失,基础代谢率降低,瘦体重下降。饮食恢复正常后,非常容易反弹。因此在减肥的同时配合运动,才可以更好地达到成功减肥的目的。

10 我在办公室工作,经常久坐,该怎样增加运动?

办公室内进行脑力劳动是容易让人感觉非常疲惫的,长时间的久坐还会让人思维变慢,降低工作效率。每小时起身适当走动3~5分钟,能让你的精力改善,效率提高,更快更好地完成工作内容,从而拥有更多的时间用来锻炼(你可以选择多喝水来帮你达到多走动的目的)。还可以利用碎片化的时间进行锻炼,哪怕是伸伸懒腰,走动走动,都对健康更有益。如果你能带领同事一起运动减肥,大家相互督促,那就更完美了。

需要经常或长时间坐着工作的人,除了在空闲的时候,起来走走,做伸展运动放松之外,也可以试试以下的几个方式:

(1)椅子坐前三分之一。这样的姿势可以避免过度舒服地躺在办公椅上,增加久坐的时间。

(2)坐的时候要抬头挺胸。刻意保持抬头挺胸的时候,同时也在消耗热量而且长久下来会让身型保持优美的曲线。

(3)多喝水。多喝水可以促进新陈代谢,这对于没有运动量和经常坐着的上班族来说是再好不过的小技巧了。

11 我一向没有运动的习惯，减肥时如何开始做运动才恰当？

一增一减。首先要培养运动意识，在日常生活中增加运动机会，例如多走路、多爬楼梯、多动手做家务等。同时要减少看电视等静态活动，并增加动态的休闲活动。要根据体能及兴趣，培养运动恒心，切勿急进，应按情况慢慢提高运动量。

12 我在减肥时，没有人陪我运动，一个人又不想去，该怎么办？

大部分一个人即可进行的运动一般比较枯燥，如跑步，器械练习等，即便有人陪伴也是自我锻炼，因而需要毅力坚持。而球类或舞蹈，团体类或带有竞技对抗的运动项目，参与度会更高。所以你可以选择大众接受度高的球类或伙伴也能参与的运动项目进行锻炼，或者加入运动俱乐部，和有共同运动爱好的伙伴一起进行锻炼，这样比较容易坚持。

13 我不爱运动，又想减肥，该怎么培养运动习惯？

要想培养运动习惯，先要找到自己并不反感，且相对比较容易完成的运动项目入手，最好还能随时或方便启动的运动项目，如散步、快走。然后再设定可完成的，略带一定挑战的运动，以此提高

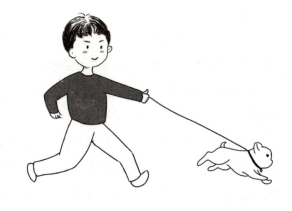

或鼓励自己运动后的成就感。此外，借助伙伴或宠物进行运动习惯的培养也是不错的选择，譬如遛狗就是很好的运动。

14 我平常没什么运动量，只有晚上的时候出去散散步，家里没运动器材，怎么开始运动？

平时有出去散散步的意识还是很好的，可以慢慢地培养运动习惯，例如将散步改为快走就是非常简单有效的锻炼方式。如果家里暂时没有锻炼器材的话，建议可以买一张瑜伽垫和一对 1~2kg 的小哑铃，方便在室内或者小空间内就能完成丰富的锻炼。可以将散步改为每天快走 30 分钟，让身体动起来，慢慢过渡一下。一周后，再慢慢加一点其他的运动，循序渐进地提高运动量。

15 我周围没有健身房，怎么进行运动减肥？

健身房不是运动的标配，没有健身房或健身器械，可以进行徒手的运动锻炼，健身操、广场舞、跑步等都是很好的选择。

16 饭后多长时间开始运动比较好？

建议饭后休息 1~2 小时再进行锻炼。因为进食后的一段时间内，胃肠道中食物充盈，横膈膜上顶，影响呼吸，不利于运动，并且进食后，血液集中于消化系统，如这时进行剧烈运动，会使集中于消化系统的血液分散到运动器官，从而影响食物的消化和吸收。又由于重力作用，还可能引起胃下垂，损害身体健康。同时，运动器官也得不到充足的血液供应，使机体无法得到足够的氧气和营养物质，代谢产物也不能及时排出体外，很容易产生疲劳，达不到好的运动效果。如在进食 1~2 小时后进行锻炼，食物已开始消化或已被消化，营养物质开始吸收，更有利于提高锻炼效果。

17　如果只是局部肥胖，比如手臂、大腿、肚子赘肉较多，我们能够只针对这个部位进行运动减肥吗？

首先要明确一个观念，减脂是全身性的，不可能局部减。除了局部抽脂手术，没有哪种方法能单纯减少身体某个特定部位（如腹部，腿部）的脂肪，脂肪在人体中是一个整体的系统，身体会自动调节。

很多人只想瘦肚子，瘦大腿，而忽视其他部位，其实这样违反了身体全面发展的原则，可能导致身材比例不均衡。要想通过锻炼来塑造一个匀称而又健康的身体，那么就需要对全身进行较为全面的健身锻炼。

不要只注重某一部位的锻炼而忽视另一部位的锻炼，否则你很难拥有一个理想的身材。如果真要问有什么方法能让某个特定部位的脂肪"看上去少一点"，答案就是增加该部位的肌肉含量，改变该部位脂肪与肌肉的比例，在视觉效果上能到达"局部减脂"的目的。

18　在减肥时，经常说的有氧运动、无氧运动是指什么？

有氧运动指的是氧气供应充分，强度低，有节奏，持续时间长的运动，常见的有氧运动有游泳、慢跑、快走、跳绳、爬坡等。有氧运动类型包括快走、骑自行车、运动直播课、跳操、打球、踢毽子、踩椭圆机、太极、八段锦等。有氧运动时长以每次 30～60 分钟为宜。

无氧运动是指肌肉在"缺氧"的状态下高速剧烈的运动。无氧运动大部分是负荷强度高、瞬间性强的运动，所以很难持续很长时间，而且疲劳消除的时间也慢。常见的无氧运动有短跑、举重、跳远、俯卧撑、潜水、力量训练等。

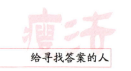

19　有氧运动对减肥有什么好处？

有氧运动是指人体在氧气充分供应的情况下进行的体育锻炼，可以提高人体耐力以及增强心肺功能。进行有氧运动的时候，身体各处肌肉都需要更多的氧气，体内血液循环加剧，同时呼吸加剧。随着运动时间增加，肌肉持续收缩，肌肉中的废物会被供应进来的氧气运走。另外，在进行有氧运动时，体内积存的糖分会被氧化，也就是可以被有效地消耗掉，同时体内的脂肪也会加快代谢，对心肺功能也有促进的作用。进行有氧运动还能放松心情，是一种健康的减肥方法。

20　减肥经常应用的力量训练有哪些，如何进行？

减肥经常应用的力量训练包括哑铃上举、俯卧撑、哑铃前平举、平板支撑、仰卧空中蹬腿、踮脚尖、靠墙静蹲、臀桥等。力量训练时长一般为每次3～6个动作，每个动作做3组，每组重复8～15个。

（1）平板支撑：俯卧，双肘弯曲支撑在地面上，肩膀和肘关节垂直于地面，双脚踩地，身体离开地面，躯干伸直，头部、肩部、胯部和踝部保持在同一平面，腹肌收紧，盆底肌收紧，眼睛看向地面，保持均匀呼吸。每组保持30秒，每次训练4组，组与组之间间歇不超过20秒。

（2）原地深蹲：两脚与肩同宽，周身中正，重心放在前脚掌上，含胸收腹，全身放松，头不可后仰、不可倾斜，始终将两腿并拢，下蹲时尽量将膝盖部分控制在自己的脚尖以内，彻底蹲下后再缓缓上起，如此反复多次。

（3）仰卧起坐：仰卧，两腿并拢，两手上举，利用腹肌收缩，两臂向前摆动，迅速成坐姿，上体继续前屈，两手触脚面，低头，然后还原成坐姿，如此连续进行。

要选择适合自己的力量训练，坚持每周3～4次，不用天天进行。因为肌肉恢复期为48～72小时，在肌肉没有完全恢复之前再继续锻炼同一块肌肉是没有效果的，甚至会适得其反，影响锻炼效果。力量运动的时间段选择也是比较自由的，任选时间进行即可，需要注意与进餐时间和休息时间的配合。上午：早饭一个半小时以后，下午：午饭两小时后或晚饭两小时前，晚间：晚饭一个半小时以后开始，运动结束一小时后再睡觉。

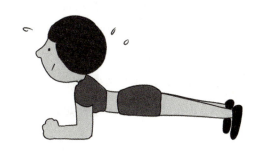

21　有氧运动是不是比力量训练在控制体脂方面效果更好？

首先，有氧运动和力量训练同样具有健身的效果，不同的是有氧运动先消耗脂肪，而力量训练先消耗体内的糖，而且在相同时间内，有氧运动消耗的热量比力量训练消耗的热量更多。即使这样，也不能说有氧运动比力量训练要好，消除脂肪最好的方法应该是结合有氧运动和力量训练。而且，力量训练比起有氧运动更能提高体内的新陈代谢，即使在休息的时候还能帮助消耗热量。所以，有氧锻炼与力量练习结合进行才是最佳的减肥方法。比如：力量型运动 10 分钟加有氧运动 30 分钟。

22　我只做有氧运动不做力量训练可以吗？

你或许知道跑步能健美小腿，游泳能让体形匀称，做有氧运动能减肥，但你知道力量训练对于塑身也有重要的作用吗？力量训练能够更好地帮助身体去维持肌肉，提高基础代谢，对体型有要求的人士而言，身体线条会更加明显。并且这些肌肉群能帮助消耗更多的能量，如果把有氧运动和力量训练两者结合，效果将会更好。

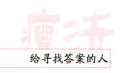

给寻找答案的人

为了消耗更多的热量，有氧运动理想的方式是达到最大心率的 70% 以上。而力量练习的目的是增加肌肉，在理想的重量下用正确姿势每组重复 6～12 次为佳。最明智的办法是在短暂的热身后先进行力量练习，然后做有氧运动。如果把有氧运动放在前，由于它可降低肌糖原储备并吞噬掉你的力量，那么你的体重不但不减轻，反而会增加。反过来，如果你先进行力量练习，你很快就能达到你所需要的状态，做好有氧运动的准备。

23　为了减得快些，运动是不是越多越好？

一件好事做过了可能会变成坏事，导致相反结果。有氧运动也是如此。虽然它不失为一种有效的脂肪消耗办法，但长时间的有氧锻炼消耗的不仅仅是脂肪，而且还包括肌肉。研究发现，2 个小时中等强度的有氧锻炼可耗尽体内 90% 的白氨酸——对肌肉生长非常重要的一种氨基酸。通常情况下，正常的白氨酸水平可防止因锻炼过度引起的肌肉分解。

24　我想选择能量消耗多一点的运动，该选择哪种活动？

对于步行、跑步、骑自行车和爬楼梯来说，速度是活动强度的体现方式，速度越快，则健身强度越高，能量消耗越多。你可根据自身健康状况自由调整活动的速度。球类项目中，根据跑动的速度和活动力度不同，能量消耗也有所不同，一般来说，活动强度越大，心率越高，能量消耗也会随之增加。

另外，不同运动项目有不同的能量消耗，但对于同一运动项目，不同的活动方式也会对能量消耗造成影响。例如：步行和跑步，影响能量消耗的因素与摆臂幅度、负重与否、是否加用手杖等有关；骑自行车时的运动坐姿（如坐姿、站姿、手放在车把手的位置）是造成能量消耗不同的因素等等。

值得注意的是，活动场所也是影响能量消耗的一个重要因素。场地的类型不同，其能量消耗也存在差异。一般来说，在较软的地面上进行活动的能量消耗大于在普通地面上进行活动的能量消耗。比如在沙滩、草地上步行，会比在水泥地面上做同样速度的步行消耗更多的能量。

25　在健身房里如何选择器械进行减肥？

在健身房锻炼可以利用健身房的椭圆机，动感单车，或者跑步机爬坡进行有氧运动，帮助减脂，这几个都是对膝盖比较友好的运动方式。

26　运动减肥每次包括几个步骤？

包括减肥运动前的热身，力量训练或有氧运动，最后可以做些拉伸放松。运动减肥应该注意吃饭后不能马上运动，餐后要休息 30～60 分钟再进行锻炼；单次运动 30～60 分钟为宜，运动过程中避免憋气，保持自然呼吸，尤其中老年人和心血管疾病患者更要注意呼吸频率。运动过程中，应少量多次饮水，如出现不适（如头晕、恶心等），应立即停止运动。

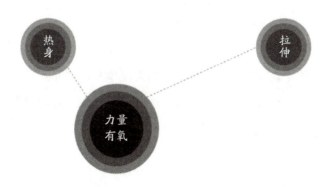

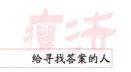

给寻找答案的人

27 坚持运动是否就一定能减肥？

能否减肥，理论上取决于饮食摄入的热量和身体消耗的热量，运动消耗的热量仅仅是身体热能消耗的一部分。相对而言，运动强度越大动用肌肉群越多的运动，能量消耗越大，减肥效果越好，例如"波比跳"能锻炼全身70%肌肉群。值得注意的是，这些高强度运动对身体的要求会更高。在减肥时，运动要结合自身身体状况，选择目前可承受的运动强度，不可过度追求减重速度，避免运动损伤。

28 运动一定要30分钟以上才开始消耗脂肪吗？

并不是。有氧运动的第一分钟就开始燃烧脂肪，比如慢跑。只是刚开始运动，脂肪提供能量的比例比较少，更多的是身体里的糖原糖分在提供能量，20~30分钟后，脂肪提供能量的比例会上升。所以，想要减脂效果更好，有氧运动建议持续30分钟以上。

29 间歇性高强度运动是什么？和有氧训练比较，哪个更能帮助减肥？

高强度间歇性训练（HIIT），是一种让你在短时间内进行全力、快速、爆发式锻炼的一种训练技术。这种技术让你在短期内心率提高并且燃烧更多热量。高强度锻炼使得身体对氧气的需求增加，并且制造缺氧状态，导致你的身体在恢复期间需要更多氧气。间歇性高强度运动对身体素质要求较高，不容易坚持，因此，在减肥时选择适合自己并能坚持下去的运动更重要。

30　有人说空腹锻炼好，更有利于减肥，是这样吗？

饭前空腹运动，由于糖原储备较少，因此会动员脂肪水解产生热量，增加脂肪的消耗。健康人一般可以空腹运动，但有心脑血管疾病，包括高血脂、高血压、低血糖的人群一定要慎重，为避免引起不适，最好不要空腹运动。另外，当脂肪大量消耗的时候，肝脏生成的酮体增多，过高的酮体可引起酸中毒，因此，空腹运动前，一定要多喝水。喝水可避免血液内一些游离脂肪和酮体对身体造成伤害，还可以促进减脂。有增肌要求者，为降低对肌肉的消耗，可在运动前摄入少量碳水化合物或蛋白饮料。

31　女性经期可以运动吗？

月经期间，常有许多女性会感到不舒适，如腰酸、腹痛、下腹部发胀、乳房胀痛或便秘等，这些现象和神经体液调节机能的改变有关。月经期应注意要减小运动量，避免做剧烈的、强度大的或振动大的动作，如大幅度跳跃等，也不要做腹压过大和负重憋气的运动，如卷腹、负重深蹲等，以免引起经血过多、经期延长或子宫位置改变。可以配合音乐做上几节健美操或者步行，对改善机体的新陈代谢，调整大脑皮质的兴奋和抑制过程，改善盆腔的血液循环和促进经血的排出，对减轻全身不舒服的感觉大有帮助。另外，在月经期还要注意经期卫生，注意保暖，情绪要稳定，避免过度劳累。

32　下雨天不能去外面运动怎么办？

下雨天可以根据家里现有的运动器材安排室内运动，如：跳绳、俯卧撑、仰卧起坐、深蹲、瑜伽、跑步机跑步等。在减肥期间碰上下雨天还是有可能的，建议提前做好准备，每个人家里都备一个瑜伽垫以及一些简单的运动器材。

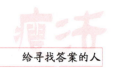

给寻找答案的人

33 感冒时可以继续运动减肥吗?

如果你的症状仅包括流鼻涕、打喷嚏、喉咙痛,你还是可以运动的。如果你有发烧、肌肉酸痛或呕吐、腹泻、不断地干咳等现象,那你就应避免运动。感冒痊愈之后,你很快就可以继续运动,不过运动强度和运动时间要比感冒前减少一些。

34 我体重 90kg,膝盖有时不太舒服,一般每周游泳 1 次,应该怎么运动更好?

一周运动 1 次,证明你还是有锻炼意识的。你的体重基数稍大,膝盖会有不舒服是可以理解的,膝盖长期负压过重,尽量选择游泳,骑车,跳操这类运动。小哑铃可以用来进行力量锻炼,帮助保持肌肉量,提高基础代谢。同时建议你准备一张瑜伽垫,在家里跳跳操,做做舒缓的运动。

35 我现在居家隔离,不能出门,应该做哪些运动?

你可以做 15 分钟快乐舞蹈版有氧训练。有氧运动一般都有点枯燥乏味,也可以选择无跳动不伤膝盖的超燃脂有氧运动,或 20 分钟无器械低强度减肥操。

36 我体重基数特别大,平时行走都经常扭伤脚踝,减肥时该怎么运动才能不受伤?

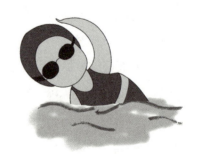

体重基数特别大,一般不建议在负重

的状态下进行运动。可以选择游泳、骑自行车、划船等可以辅助支撑身体重量的运动方式，以避免大体重对骨骼、关节和肌肉韧带造成的损伤。

37 在进行有氧运动前，是不是应该先吃点东西增加能量？

进餐后不宜立即进行有氧运动，不然会对身体造成不良影响，但餐后也不应该一直坐着，可以起来站半个小时左右，防止脂肪堆积在腰腹及腿部。在运动的时候要记得随时喝水，补充水分，不要以为水分消耗掉了就能瘦下来，补水在运动过程中是很重要的细节。运动前的一餐不宜过饱，八分饱即可。

38 制定运动减肥计划一般需要考虑哪些情况？

运动减肥计划因人而异，一般要考虑平时是否有运动习惯，或者说都会做什么运动，身体过去有没有受伤的地方或者关节运动起来是否会不舒服。

另外，工作情况，作息时间也要考虑，还需要考虑家里有没有可以辅助运动的器材，例如跳绳，跑步机，动感单车。

制定适合的运动计划，还需要足够了解自己的身体机能，如：心肺功能，柔韧性，协调反应能力，肌肉力量等，然后设定自己的运动目标，根据设定目标，选择适合自己现在状况的运动项目，逐级的提升运动能力。如肌肉力量的提升，以小重量开始熟悉和掌握运动动作与技巧，再逐渐增加重量提升运动强度，达到运动减肥的效果。

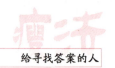

给寻找答案的人

39 减肥的时候，在运动时间、频率和强度方面一般如何安排比较好？

最好每周有 3 ~ 5 天，总共 200 分钟以上的运动时间，单次运动时间要超过 30 分钟，如果有运动手环或者手表可以将心率控制在 120 ~ 140 之间。没有运动手环就根据下表的"主观体力感觉"来判断运动强度。

运动强度	心率（次/分）	呼吸	主观体力感觉
小强度	< 100	平稳	轻松
中等强度	100 ~ 140	比较急促	稍累
大强度	> 140	急促	累

* 成年人最大心率 =220- 年龄，年龄 55 岁以上的人群最大心率 =200- 年龄

40 什么时间运动比较好，早上还是晚上，空腹还是餐后？

相对而言，人体的运动能力在黄昏时分处于相对最佳的状态，此时锻炼效果最佳，且不容易出现运动损伤。

早上运动，血压、血黏度相对会偏高，若有心脑血管风险的应避免剧烈运动；晚上运动太晚，可能导致交感神经异常兴奋而影响睡眠。空腹运动对血糖的影响较大，有低血糖风险的人应避免空腹运动；餐后不宜立刻运动，应稍做休息，餐后 1 ~ 2 小时进行运动。具体运动时间可根据自身状况进行安排。运动重在长期坚持，能够长期坚持的那个时间段，就是最好的。

41　我想减肥，先增肌还是先减脂？

在减肥过程中，增肌和减脂没有绝对的谁先谁后，有些时候可以同步进行。但目前太过于肥胖的人（BMI > 30kg/m^2），建议先减脂。一般来说，肥胖人群增肌相对比较难，或许是由于总睾酮水平较低，雌性激素水平较高，促进脂肪合成，抑制肌肉生成的缘故，同时还有可能是脂肪细胞分解出某种因子让肌肉难以增加。

42　我的柔韧性不好，运动减肥该怎么练习？

柔韧性的提升，需要长时间、循序渐进的练习。关节活动幅度有遗传性因素，跟人体的骨骼，关节，肌肉韧带弹性等相关。当然，后天的锻炼能改善和提升柔韧性，拉伸类的运动，如瑜伽等，对柔韧性锻炼效果显著。但考虑到个体差异性，在减肥锻炼时勿进行暴力的拉伸，防止受伤。

43　我想买一些运动器材在家里练习，市面上的运动器材该怎么选？

有氧运动器械一般有：跑步机，椭圆机，阻力单车，划船机等，一般看喜欢什么运动项目进行选择，此外家庭空间大小一定要考虑。抗阻类的运动器械有：哑铃，杠铃，壶铃等。其他：弹力带，瑜伽球，普拉提圈等。根据自己喜好的运动项目或运动类型选择合适的运动器械，若实在没办法决定，可以把器械都试一试再决定。

44　运动前热身有哪些好处？

热身运动也称准备运动，是锻炼前进行的练习，使内脏器官逐渐兴奋

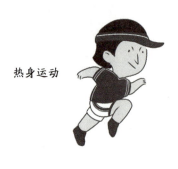

热身运动

起来，克服惰性，并使全身肌肉、韧带和关节得到充分活动，使机体尽快达到适宜的、协调的运动状态，进而避免或减轻心慌、气喘、出冷汗、腹痛、动作变形等现象，防止肌肉、韧带和关节在锻炼时出现损伤。热身活动一般进行5~10分钟，夏天时间可短些，冬天可长些，感到四肢关节灵活，身体轻松有力，全身发暖，微微出汗，就可以开始正式锻炼了。

脂肪消耗需要一个漫长的过程，当你感到全身发热并且微微出汗时，你的脂肪才刚刚进入燃烧状态，而这个过程需要15~20分钟。因此要重视运动前的热身环节，先做一些伸展动作或力量练习，花费10分钟时间让全身肌肉和身体热起来，这样后面的运动项目才能尽可能燃烧更多的脂肪，提高减脂效率。

45　运动前吃东西好还是运动后吃东西好呢？

无论是要增肌还是减脂，如果运动时间正好在饭点，不得不推迟用餐时间的话，建议适当提前吃些东西。为了保证有更好的体力，运动前适合吃些消化慢的碳水化合物（低GI食物，如坚果、肉类、水果等）。消化慢的碳水化合物可以持续地为肌肉组织提供葡萄糖，保证在运动过程中始终有良好的体能。

对减肥的人来说，运动之后可以少吃些主食，例如补充适当的蛋白质和蔬菜。吃的时候，要根据计算出来的总摄入能量，把运动之前摄入的热量减掉，避免在运动之后饮食过量，造成体重难以下降的麻烦，具体情况要根据减重饮食方案来合理分配运动前与运动后的食物。

46 在运动减肥时，锻炼之前需要做哪些准备呢？

运动前需要了解进行的运动项目并据此做好相应的准备工作。如跑步前先规划好运动路线，距离，场地；根据天气和环境选择适合的着装，运动鞋，女性还需考虑运动内衣；运动前要检查运动器械是否完好，有无损坏；运动时间较长，要及时补充水分和能量。充分的热身和运动前的拉伸是非常必要的，可以有效地防止运动损伤，同时让你有更好的运动状态。

47 减肥运动前的热身如何进行？

热身活动包括4个动作，总时长5～10分钟，感觉到身体微微发热即可。见下图。

1. 头部（按顺序做4组）

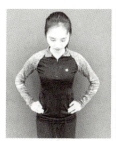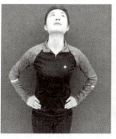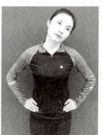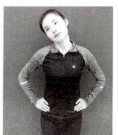

2. 肩关节旋转（前后转，分别做4次）

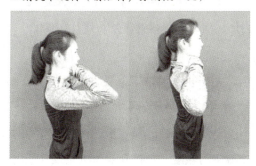

3. 髋关节环绕（左右腿分别向里，向外转 8 次）

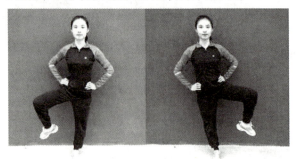

4. 站立转体（左右转，分别做 15 个）

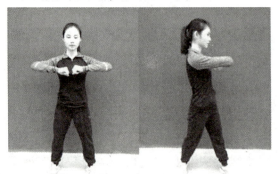

48　锻炼时，跑步机不加坡度好还是加坡度好？

在身体素质允许的前提下，最好是达到一定的配速再增加坡度，而如果要二选一的话，还是尽量选择加坡度快走，毕竟减重人群要避免跑步过程中对膝盖的压力过大而造成慢性关节损伤，所以选择慢速度加坡度比较好。

49　运动减肥过程中，为什么要不断增加强度？

健身是一个循序渐进的过程，不能总是用同样的强度来进行同样节奏的锻炼，不然达不到刺激心肺或是有效减脂的强度，对提高身体机能没有任何帮助只会浪费更多的时间。反之，强度也不能过大，不然容易造成身体损伤或是不能坚持。应该过一段时间就增加一点强度,并逐渐适应,把每一组锻炼都尽量保证完成,否则的话就不会有太明显的效果。

50 在减肥时经常骑动感单车会损伤膝盖吗?

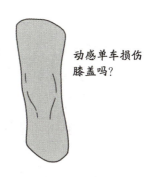

动感单车损伤膝盖吗?

骑动感单车只要座椅高度正确,是不会损伤膝盖的。一般正常的座椅高度是双腿蹬伸踏板时,膝关节完全伸直为正确的高度。

51 我有时候做下蹲和踢腿的运动,出现关节响,有什么问题吗?

一般来说,仅有弹响,外表不红不肿,也不感到疼痛,没有活动障碍者属于生理性弹响,不需要特别处理,也不必为此过于惶恐不安。特别是那些久坐的人,关节间产生的润滑液少,加大了关节摩擦的损耗,更容易听到弹响。当伴有疼痛或关节活动受限时,就能够确定是否是关节错位或关节受损了,建议减少运动量并且及时治疗关节问题。

52 运动过程中受伤了怎么处理?

急性运动损伤如挫伤(撞伤)、肌肉拉伤、关节扭伤等,一般遵循 RICE 原则进行处理。RICE 分别是四个单词的首字母——Rest(休息), Ice(冰敷), Compression(加压包扎), Elevation(抬高), 这四点也是在运动中受伤后,第一时间需要进行的处理步骤,在受伤后的 24 小时之内进行尤为重要。如果遵循 RICE 法,处置得当,可以加快伤痛恢复,如果伤情严重或没有明显好转,需及早就医寻求专业帮助。

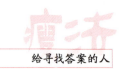

给寻找答案的人

53 运动中的柔韧性和平衡练习有什么作用？

柔韧和平衡练习是美国运动医学会运动金字塔中建议的锻炼内容，一方面通过对肌腱的拉伸练习可以起到保护或增加关节的生理活动范围和关节活动稳定性的作用，另一方面通过平衡练习可以增加人体自动调整维持姿势的能力，可有效预防老年跌倒问题。

54 运动中用嘴呼吸好，还是用鼻呼吸好？

运动时，人体对氧气的需求增多，需要加强呼吸。由于呼吸道的结构特点，用鼻子呼吸时，呼吸的阻力增加，同时无效腔增加，但用鼻呼吸可以更好地阻挡空气中的灰尘。因此，运动中是用嘴呼吸，还是用鼻呼吸取决于季节、环境和运动时对氧气的需求。环境温度适宜，空气清新，运动需要的氧气较多，用嘴呼吸好，反之用鼻呼吸好。

55 运动中憋气好还是不好？

运动中，许多动作完成时需要憋气，因为憋气时人体的胸廓和骨盆得到了固定，便于运动时获得稳固的支撑，能使肌肉力量增大。但是憋气时，胸腔和腹腔的压力骤然增加，会造成血液回流心脏困难，时间延长的话可产生头昏眼花，甚至眩晕（休克）现象。因此，对于有心血管疾病的人来说，运动中不能长时间憋气，除特殊运动外，运动过程中保持均匀呼吸较好。

56 运动中可以大量饮水吗？

在运动时或刚刚结束运动后立即大量饮水，对身体健康是很不利的。因为这时体内大量血液集中在四肢肌肉和体表，而消化道的血管处于收缩状态，吸收能力也较弱。如果大量水分再进入消化道，会增加胃肠蠕动，甚至引起胃肠痉挛。另外，大量的水会使胃膨胀，影响膈肌的运动，导致呼吸不通畅。同时，大量的水通过消化道被吸收加入血液循环，增加了血容量，使心脏和肾脏的负担加重。

运动中人体内的部分盐（NaCl）随着汗液的排出而流失，大量饮水后，引起大量排汗，从而导致大量盐分随汗液排出，使身体更加缺盐，由此感到越发口渴。盐是人体不可缺少的重要物质，盐的损失，破坏了体内的水盐代谢平衡，会导致肌肉软弱无力，甚至引起热痉挛或中暑的症状。

所以，在锻炼时不宜一次喝水过多，可漱漱口，将口腔、咽部黏膜湿润一下。在天热和出汗多的情况下，应少量多次喝些淡盐水，及时补充体内失去的水分和盐分。正确的做法应是，运动前半小时补充 300～500mL，运动中每 10 分钟喝 100～200mL，运动后每 15 分钟补充 100～200mL，避免太热或太冷的水，以免刺激肠胃。

57　锻炼的时候流汗越多减肥效果越好吗？

运动后大汗淋漓通常会让人很有成就感，认为流汗多就减脂多，然而，这种直观感觉可能是靠不住的。流汗不是一种显示运动有效的信号，它只能表明你需要散热。出汗是一种正常的生理活动，其基本功能是使身体降温。一般而言，运动会令体温上升，但排汗量不适合作为衡量运动中能量消耗的指标。一方面是因个体差异，与遗传因素和健康程度有关，有的人容易出汗，有的很少出汗，另一方面，环境温度、湿度和衣物的透气度都会影响排汗，所以不要以为出汗多锻炼效果就一定很好。

58　为什么运动后会出现肌肉酸痛？

刚开始进行体育锻炼的人，运动后的第二天甚至以后几天，常常有肌肉

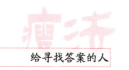

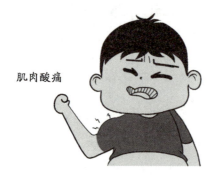

肌肉酸痛

酸痛的感觉。经常参加体育锻炼的人,在突然增加运动量时,也会有同样的感觉。运动后的肌肉酸痛主要有 2 个方面的原因:一是人体运动时,由于在肌肉内进行的能源物质代谢会产生大量的代谢产物,尤其是强度大一些的运动产生的乳酸在运动停止后不能及时得到消除,会刺激肌肉产生疼痛的感觉;二是出于对运动的不适应,如突然地运动或是突然地大强度运动,这会导致运动肌肉的部分微细损伤,这种损伤在运动后会引起肌肉的疼痛。因此,运动需要符合循序渐进的原则。

59 我运动后会出现肌肉酸痛,怎么办?

当出现肌肉延迟性酸痛后,可对酸痛的肌肉进行热敷,这样有助于肌肉组织的修复及痉挛的缓解。另外还可以对肌肉进行局部的拉伸练习,保持伸展状态 2 分钟,然后休息 1 分钟重复进行。注意练习时,不可用力过猛,以免牵拉肌纤维造成损伤。按摩、针灸、电疗等手段对缓解酸痛也有一定的作用。

60 我在跑步过程中,经常出现肚子痛是怎么回事?

跑步过程中出现肚子痛的现象,产生的原因主要有 4 个方面:一是跑步时没有充分准备,如果跑步的速度较快,则内脏器官的活动不能够适应肌肉活动的需要,造成内脏局部的血液堆积,引起疼痛;二是跑步前吃的过饱或刚吃完饭就跑步,由于胃肠受到震动,牵拉了肠系膜,也会造成疼痛;三是吃了容易产生气体的食物,如薯类、豆类等,由于跑步时,消化道蠕动减慢，这些食物产生的气体积聚在肠道中也会引起胀痛；四是一些消化道疾病患者，如肝胆疾病患者，可因运动诱发腹痛。

61　女性经常做力量训练会变壮吗？

很多女性想要塑形让身材更完美，但又担心力量训练做多了，变成难看的大块肌肉，但其实女性是不容易长肌肉的，锻炼会促进雄激素的产生，但整体而言，对女性肌肉生成的影响远远要小于对男性的影响。这主要是由于女性比男性所携带的肌肉要少得多，雄激素释放所受的限制要更多一些。

62　在运动之后，我为什么体重不降，反而增加了？

在运动中，我们身体内肌糖原和肝糖原大量消耗，它们是运动中最先供能的物质，有数据显示它们在人体的总存量大约在 250~400g。而在运动结束后，由于运动的刺激，身体一般会比运动前储存更多的糖原。

运动后，通过合理饮食，肝糖原会快速补充。在补充的过程中，身体会按照糖原∶水 =1∶3 的比例来储存大量水，也就是说，假如你身体储存了 100g 肝糖原，还要再储存 3 倍的水。

总的来说，因为糖原的增加和水分的储存，你的体重看上去是增加的。所以，一开始利用运动减肥的人，出现这样增重的情况是正常现象，减肥初期出现了这样的情况，不要慌张，只要按照自己的计划，长期坚持就可以了。

63　我在运动后经常感觉头部缺血，有时头昏眼花怎么办？

人在持续长时间较大强度的运动后，由于肌肉中血管的扩张，大量的血液贮存于下放血管中，如果马上停止运动，重力的作用会使这部分血液返回

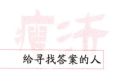

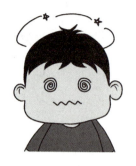

心脏的速度变慢,这时会感觉头部缺血,造成头昏眼花的现象,称为"重力休克"现象。防止重力休克现象的出现,要求在运动后不要马上静止下来,而是要继续走走,这样通过下肢肌肉的收缩,帮助下肢的血液返回到心脏。

64 我运动完容易感冒是怎么回事,该怎么办?

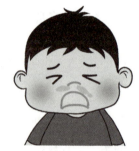

高强度运动后,我们身体的淋巴细胞浓度降低,免疫功能也受到影响,出现免疫低下期,称为"免疫开窗期"。这个过程可以持续3~72小时不等,各种细菌、病毒、真菌等病原体极易入侵人体并获得立足机会,我们也就更容易生病。

在剧烈运动或长时间运动之后,就需要及时补充营养,并保证充足的休息。避免和病源接触,可防止由于开窗期免疫力的变化而被传染疾病。

65 我一运动就吃得多,该怎么办呢?

运动强度和运动量过大,会导致血糖浓度降低,从而产生强烈的饥饿感,导致运动结束后食欲增加。因此,在运动过程中或运动前,进行适量的能量补充,能显著抑制运动后的食欲,你也可以选择在餐后进行运动。

66 开始时我觉得运动减肥很有效,后面怎么觉得没有效果了?

每次锻炼如果都采用1种运动方式的话,身体会逐渐适应这些动作,长此以往身体内产生能量消耗减少，同样的运动量所消耗的能量可能会一次比一次少。因此，为了减少锻炼适应性的影响，应多尝试选择不同的运动方式，或者一段时间后更换运动项目，给身体不同的刺激，增加能量消耗。

67　为什么运动后要做整理拉伸活动？

运动后的整理拉伸活动也称放松活动，是指在运动之后通过一些小强度的拉伸练习使身体从工作状态逐渐恢复到安静状态，是一个放松肌肉的过程，能改善肌肉的血液循环，同时有助于排出运动过程中产生的代谢物质，加快乳酸代谢，缓解疼痛，促进体力恢复。

拉伸可以按照下图动作进行，根据锻炼的部位，针对性地拉伸放松对应肌群，每个动作固定 10～30 秒，保持均匀的呼吸。

1. 大腿前侧拉伸

2. 小腿拉伸

3. 背部拉伸

4. 胸部拉伸

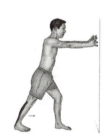
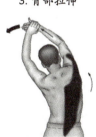
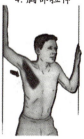

5. 大腿内侧拉伸

6. 肩部前侧拉伸

7. 肩部后侧拉伸

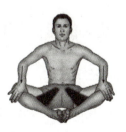
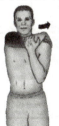
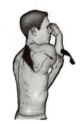

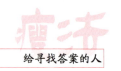

给寻找答案的人

68 运动后吃东西有讲究吗？

运动后吃东西包括了运动后短时间内吃东西和正常用餐2个方面：运动后短时间内吃东西，要避免吃得太多，同时要避免吃冷饮，可以适当吃一些易于消化的食物，主要是补充一些水分。运动后的正常用餐，则要注意平衡膳食，适当补充一些蛋白质即可。

69 运动后感觉很累，所以不想再运动了，该怎么办？

运动的疲劳感来自能量消耗和供氧不足，刚开始运动时，应着重于心肺功能的提升。同时要循序渐进的锻炼，避免过度运动。可以选择从快走或慢跑开始，逐渐增加走路速度和跑步距离，同时注意休息，给身体充分的恢复时间，这样就不会很辛苦，也容易坚持下去。

70 运动减肥后，我发现体重有下降，是水分下降了，还是脂肪分解了？

运动减肥不仅在运动过程中增加能量消耗，特别是有氧耐力运动以消耗脂肪为主，而且在运动结束后机体代谢仍处于较高水平，额外消耗一些能量，有利于减肥。体重下降之后，身体水分的变化和体脂变化都可以通过身体成分测定进行观察。

71 慢跑、快走等有氧运动比剧烈运动消耗的脂肪更多，这种说法有道理吗？

人体对两大类能源物质——碳水化合物和脂肪的利用是有差异的。在运动中人体能够迅速利用肝脏和肌肉中储存的碳水化合物（糖原），而脂肪的

"燃烧"速度相对较慢。因此，当我们进行剧烈运动时，身体优先利用糖原供能，而作为"储备能源"的脂肪则主要为低强度活动提供能量。

因此，就能源消耗的比例而言，低强度运动消耗的脂肪比碳水化合物的比例要高得多。虽然高强度运动消耗的脂肪比例较小，但其消耗的碳水化合物和脂肪的绝对量都要高于低强度运动。此外，高强度运动有助于增强心肺功能、增加肌肉量、提高代谢率，对身体健康有着更深远的影响。因此，如果想要多消耗脂肪，还是来点激烈的运动吧。

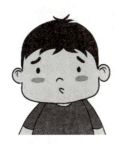

72 我昨天跑了2个多小时，体重好像一点变化也没有，怎么回事？

懒得运动会伤身害体，偶尔运动更会伤害身体，这无异于身体的"暴饮暴食"。对于不能长期坚持运动的人来说，偶尔运动一下，并且负荷过大，将会加重生命器官的磨损、组织功能的丧失而致寿命缩短。

运动效果主要是锻炼痕迹不断积累的结果，即运动后留在运动者机体上的良性刺激不断积累。若锻炼运动时间间隔过长，在锻炼痕迹消失后才又进行锻炼，每一次锻炼都等于从头开始。

73 我坚持每天跳健身操可以减肥吗？

健身操是一项很有特色的，融体操、音乐、舞蹈于一体的追求人体健康与美的运动项目，在我国全民健身活动中占有非常重要的地位，是非常流行的一项体育运动，对控制体重迅速增长有较好的效果。

通过跳健身操可以达到改善体质、塑造体形、控制体重、愉悦身心、陶冶情操等目的。健身操适应各类减肥人群，包括体重明显超重者、肥胖者、不爱运动者或运动不足者、皮下脂肪超过标准者。

但无论什么样的运动，都要达到一定的运动强度和运动时间，否则无法达到减肥效果。

74　我计划通过游泳减肥，应该怎么做？

游泳能够明显地增强心脏的力量，显著降低患糖尿病、中风和心脏病的风险。可以锻炼腹肌、臀肌和腘窝等肌肉群。

游泳时可以先游 250～400 米的自由泳、仰泳或者蛙泳作为热身。接着做平衡性练习。在水中做剪式打腿动作，手臂向前伸展。每 25 米休息一会儿，做 4 组。然后进行 2×100 米的仰泳、2×100 米的蛙泳和 10×50 米的自由泳，每组之间休息 1 分钟。最后通过 150 米慢速游泳结束锻炼。无论是基础的蛙泳还是仰泳，或是漂亮的蝶泳，只要你会，就尽量去游。

75　为什么每天运动，体重也没有降呢？

在整个减肥过程中，体重不下降的原因很多，包括饮食运动原因，身体健康原因，内分泌代谢的原因和减肥平台期等。就运动减肥来说，若饮食不做调整和控制，单纯地靠运动很难达到理想的体重。

76　对于减肥来说，饮食重要还是运动重要呢？

在减肥中，饮食是第一位的。饮食不对，运动白费。饮食配合运动和合理的休息，减肥效果会更好。如果你体重太大，BMI 超过 30 甚至更多，不用着急想着运动的事，先把饮食调整好。饮食调整好了，一个月会瘦好几斤，等身体轻下来一些，再做一些运动，身体各个关节，尤其是膝盖的负重就会减轻。

如果你因为受伤了不能运动，也是需要先调整好饮食，等身体康复了再做运动，体质和体能都会更好。如果你的体重不是很大，在合理饮食的同时，多做一些运动，减肥的效果会更好。

77　我想减肥，可是不想练出肌肉块该怎么运动？

有氧运动或小强度负荷的肌肉锻炼，重复次数能达到 20 次以上的负重，一般只会让肌肉耐力得到增强，肌肉线条明显，不会让肌肉明显的粗壮。大重量负荷才有可能造成肌肉增大。所以如果你担心练出大的肌肉块，可以选择有氧运动或小强度负荷的肌肉锻炼，避免大重量负荷锻炼。

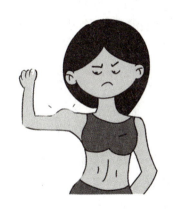

78　怎么运动才能练出好看的形体？

好的体型体态要对骨骼，关节，肌肉和体脂率进行严格的管理。一般来说，需要将 BMI 指数范围控制在 18.5～24 之间，男性体脂率控制在 10%～20%；女性控制在 18%～28% 身形会比较好。锻炼应注重大小肌肉群的协调，不可锻炼单一局部肌肉。应以大肌肉群为主，小肌肉群协调锻炼，并控制体脂率，这样才能有好看的身形。

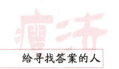

79 怎么样运动才能拥有马甲线和腹肌?

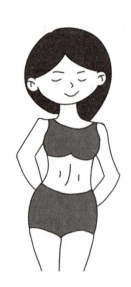

每个人都拥有腹肌,只是腹肌上脂肪的厚度不同,所以视觉不同。因此,要想拥有腹肌或马甲线,控制体脂是关键。一般来说,女性体脂率在 22% 左右,马甲线会显现;男性若想要腹肌明显,体脂率需控制在 16% 以下。在体脂率足够低的情况下,适当进行核心腹部肌肉群的锻炼,马甲线和腹肌才会显现出来。

80 我想快点减肚子,请问什么运动能减肚子?

没有单纯地减某一个部位脂肪的运动。肚子大除了缺乏运动外,更多的原因在于久坐和过多的能量摄入,导致大量脂肪组织在腹部和内脏间堆积。要想减小腹围,并不能依靠局部的腹部锻炼,需要进行充足的有氧运动和肌肉锻炼以及合理的饮食搭配才能做到,同时还应该避免连续久坐。有研究表明,运动强度越大,减肚子的效果越明显。

81 我想通过运动减肥,又担心腿会变粗,怎么办?

肌肉耐力的锻炼,并不会导致肌肉围度的明显增加。因此,长距离长时间的跑步并不会导致腿部变粗。而以绝对力量进行锻炼的方式,会让肌肉细胞体积明显增加,因此大强度的蹲起练习,会让腿部的围度明显增加。若不想让腿部看上去粗壮,可进行跑步等有氧运动,同时,运动后进行适当的肌肉拉伸放松,会让肌肉线条看上去更好。

82　在减肥成功后，如果我停止运动肌肉会再次变成脂肪吗？

肌肉组织和脂肪组织是 2 个完全不同的组织，不能相互转化。停止运动后，肌肉缺乏锻炼，肌肉细胞的体积会逐渐减小。与此同时，若能量摄入过多，会以脂肪形式在体内堆积，脂肪细胞肥大，感觉好像是肌肉变成了脂肪。

83　运动减肥后，如果停止运动了会反弹吗？

在运动的状态下，能量消耗较多，相对应的饮食摄入也会增加，若突然停止运动，而继续保持在运动状态下的饮食热量摄入，体重会增加，但如果停止运动后，减少日常饮食摄入，是不会发生反弹的。也就是说，掌握好饮食摄入和身体消耗的平衡，体重是不容易反弹的。

心理篇

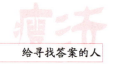

给寻找答案的人

01 减肥不就是少吃多动吗，和心理学有什么关系？

人的心理活动和思维方式，决定着对减肥的认识和减肥行为。每个人有不同的经历，心理上会对自己的身材有不同的要求。例如身高165cm，体重60kg对于结婚后的女性已经是比较理想的体重，但是对于一个高中或大学女生可能会要求减到55kg甚至更少，这都是因为心理上的要求不同。

心理活动贯穿并主导整个减肥过程。减肥之前对减肥的认识、目的和动机，减肥中遇到的困惑和情绪变化，无一不影响着减肥的行为。减肥过程中还需要大量的心理支持，包括专业支持。

因此，减肥表面上看改变的是饮食和运动习惯，其核心是心理的改变，是思维方式的改变。因此，在减肥期间的心理建设非常重要。

02 从心理学的角度来看，减肥过程可以分为哪几个阶段？

减肥的整个过程一般可以分为愿望前期、愿望期、行动前期、行动期和维持期、结束期等几个时期。减肥的行为变化分为5个时期，分别是愿望前期、愿往期、准备期、行动期和维持期。

（1）愿望前期：在这个时期，减肥者并没有进行减肥的意愿，甚至没有认识到肥胖对自己来说是个问题。对于有关减肥的信息，并不会有特别的兴趣。有的人可能对减肥不以为然，甚至反对减肥，当周围人减肥时，自己仅仅是个旁观者。

（2）愿望期：在生活中，已经开始认识到肥胖有时会影响到自己的形象、气质、地位、生活或工作，但是在繁忙的生活和工作中，减肥显然还不是一个太大的问题，偶尔在某些场合会有点不舒服，但是离开了那个场合，肥胖带来的不适又渐渐消失。对别人谈论减肥的话题比较有兴趣，也不排除偶尔采用简单的方式，例如少吃主食来尝试一下减肥，但浅尝辄止。

（3）准备期：如果你已经暗下决心或者已经向周围的人承诺"我要减肥"，就标志着你已经进入了减肥的准备期。此时，你最主要的表现就是不断地收集和寻找目前最有效的减肥方式，并不断确认其有效性。当你决定选择一个减肥机构开始减肥，或者已经买好了运动器材或跑鞋，这时候只需某个人或事件轻轻触动你的"按钮"，你就会开始行动了。

（4）行动期：无论你是开始连续的节食，还是已经选择了一个减肥机构，规律地进行减肥，都说明你已经进入了行动期。你此时信心满满，情绪振奋，为了有一个理想的体重和美丽的体型，你开始积极地改变自己的行为。正如前面提到的，在这个阶段要花费很多的时间和精力来改变自己，用梦想和希望作为动力去艰难地改变自己的日常行为，这个时期充满着梦想、希望、欣喜，也充满挫折、彷徨、痛苦。如果你对减肥的过程有基本的了解，而不是每天紧盯着体重，把结果和过程混为一谈，你就会平淡地对待这个阶段的一切变化和情绪改变，最终达到减肥的终点。

（5）维持期：就整个减肥来说，把体重减下去或者把体型减出来还不是最困难的事情，最困难的是减肥成果的保持。用3个月可以减肥，用半年也可以减肥，用1年也可以减肥，采用合适的减肥方式，总是可以达到一个理想的体重和体型。但是，要维持体重或体型，对于大多数减肥者而言，那是一生的事情。

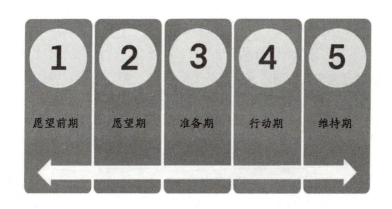

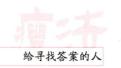
给寻找答案的人

大部分人在减肥期间思想都会在这几个心理时期之间徘徊，而且逗留的时间都不一样。减肥期间一般处于行动期，如果姑息迁就自己的某些思想而随心所欲，心理变化和行为可以在几个不同的时期反复跳跃，导致减肥反反复复，减减停停。也有可能逐渐退缩到愿望期和愿望前期，甚至退出减肥，根本不能达到减肥目标。

03 我身体肥胖，总觉得有人在背后议论我，我该怎么办？

你在意他人看法的实质就是对自身的过度关注，问题的根本不是别人如何看待你，而是你对他人看法的过度关注和将别人的看法所导致的后果想得太严重，这种想法反映了你自己极度不自信和迫切希望通过别人的好印象来安抚自己不安的心。

反过来想想你自己的生活，你对别人有过一些议论和想法吗？这种议论又持续了多久？你的看法有没有影响他的日常生活呢？答案当然是否定的。对于这些生命之中的匆匆过客，我们没有必要去讨好奉承，也没必要在意他们这些一时的言论和看法。

04 我一看到那些身材苗条的人，就感到自愧不如，恨不能立即割掉讨厌的肥肉，我该怎么办？

电视剧《华丽转身》中司徒迪迪有句名言："所谓人靠衣装，如果穿廉价货哪敢进名店，正所谓输人不输阵，穿漂亮点，自信多一点，讲句话也大声一点。"这也为大家揭示了大部分人的心态：漂亮点，自信就多一点。减肥到正常的体型，或者在健康的身体状态下达到自己的理想体型，会让你自信多一点，阳光多一点。

有些肥胖者敏感多疑、封闭孤独，不愿面对现实，不敢承受挫折，有很强的自卑心理。有的人受自身肥胖限制，生活极其不便，如果再让自卑的阴影紧紧跟随，那么他们就更谈不上什么发展或成功了。还有的人本身算不上肥胖，但是与周围的人相比自认为肥胖，也有深深的自卑感。可以考虑从以下几点来消除自卑。

（1）扔掉思想的包袱

不能用"有色眼镜"看自己，更不能用"有色眼镜"看别人。你不要天天暗示自己"我是个胖子，我好吃懒做，低人一等"，也不要认为别人都看不起自己，都歧视肥胖者，不愿与别人打交道而把自己孤立起来。经常对自己说："我能行！"不把自己跟别人从身体上进行比较，要从其他方面比出信心。

（2）积极行动，从小目标做起

空想与怨天尤人于事无补。认识到自己的自卑，就去承认它的存在，并用行动来弥补。在减肥的时候，把大目标分成小目标，逐渐降低体重，获得自信后，再做较为复杂的事，以便一步一步去实现。

（3）抛弃强大的成功压力

一般说来，自卑心理太强的人往往会有很强的自尊，他们的心理包袱太大，怕减肥不成功被别人瞧不起，压力太大。在减肥时，不要过分强调成功，急于求成一方面会促使人去努力奋斗，可是一旦失败，会陷入深深的失望之中，内心所承受的打击更大。

（4）多去帮助别人

你要主动帮助别人，享受助人的快乐，增强生活中的自信，消除自卑感。

05 我已经减肥多次，屡减屡败，总是担心减肥失败怎么办？

如果你决定减肥，但是总担心每一次减肥是否能够成功，或者认为已经做过多次减肥，都没有用处，这次也可能会失去减肥的动力，减不了肥，说

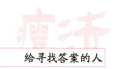

明你缺乏积极的减肥心态。你也许至少进行过2次以上的努力，但都因为各种各样的原因失败了，多次的失败会不断打击你的自信心，而且也会成为你下次减重的阻碍。清楚地意识到消极念头的存在，努力去战胜它是很重要的。实际上，多次的失败基本上都基于一种消极的思维方式，就是让这些失败的念头主宰了减肥的全过程。

研究表明，减肥成功的人在减肥开始就设定了自己减肥能够成功的目标，不去考虑失败后会怎样，他们脑海里没有失败，甚至想好了减肥成功之后的样子，并不断享受这种减肥成功的感觉。可以说他们不是在努力"减肥"，而是在努力准备"享瘦"。多想想成功的感觉，如果你不善于幻想，把自己苗条的照片放在经常可以见到的地方也是一种不错的办法，然后发挥你的想象吧。

06 我几乎天天在减肥，但是总是没有效果，是怎么回事呢？

如果你经常把减肥挂在口头上，称体重时紧张一会儿，不久就忘了这回事，或者过一段时间就想起来说说，作为闲暇时的话题，或者夏天更换裙装时才想起了减肥，那你就是个减肥爱好者。

如果你有些减肥行动，例如偶尔一段时间不吃主食，不吃晚餐或者断食一两天，然后减掉2~3kg便沾沾自喜，可是不久又没有规律的饮食，体重也逐渐上升，最终放弃减肥。

如果你采取的减肥方式是很初级的，是源于个人对减肥的认知，或者道听途说，或者是报刊书籍上记载的各种瘦身秘诀之类的方法，也不可能成功。

如果你减肥的欲望还不是那么强烈，仅仅是受到一些周围人或事的影响而产生一次次的减肥冲动，当然这种减肥是不持久的，结果也是不理想的。

07 我来医院减肥，是不是只要按时吃药打针就可以了？

谁都希望尽快减重 5~10kg 甚至更多，这是减肥的理想结果。要想实现这样的结果，除了按照医生要求吃药打针外，必然要有行为的改变，特别是饮食行为的改变。在减肥过程中，体重总是减肥的焦点，其实，无论是体重的变化还是体型的改变都是一系列行为改变的结果。

多数人对自己的行为改变并不感兴趣，有时几乎认为行为改变是非常烦琐、劳力劳心的事情，理想的减肥最好是把一切交给减肥机构，自己听之任之就好了。由于行为习惯改变才会导致体重的改变，所以就必须重视改变自己的行为。长期的行为改变必然带来体重的改变，所以在制订减肥计划时，非常重要的就是你能否认识到需要行为改变，你是否愿意行为改变。

08 我根本不想减肥，但是我的爸爸妈妈嫌我太胖，我该怎么办？

这种情况多发生于青少年。首先应该判断你是否真的属于肥胖的范畴，如果按照医学诊断达到了肥胖的诊断标准，那么减肥对你的健康成长是有利的。此时应该做系列的检查，看一下是否有内分泌代谢方面的问题，如果有的话，要进行及时的治疗，防止将来出现各种并发症。

如果仅仅是肥胖，而没有内分泌代谢方面的问题，那么也需要在饮食和运动方面加以调整，适当减肥，这对未来的身体健康也是有利的。如果仅仅是爸爸妈妈有担心和顾虑，那么应该让爸爸妈妈打消这种顾虑，或建议他们与医生进行深入交流。

从减肥的心理分期来看，有些非自愿减肥者，被自己的家人拖来减肥，虽然貌似进入了减肥行动期，但是很难将减肥进行下去，因为本人尚在"愿望前期"阶段，此时应该慎重开始减肥，匆忙减肥容易半途而废。

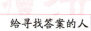

09 我体重在标准范围内，但是比去年还是重了一些，我还是想再瘦一点，可以减肥吗？

如果你的体重属于正常的范围，继续减肥有可能损害你的健康。你应该思考一下为什么想再瘦一些，减肥可以为你带来什么，如果不减肥，是否可以通过其他途径得到你想要的东西。

很多并不肥胖的人甚至低于标准体重的人一直致力于减肥，甚至采用损害健康的手段达到自己想要的减肥效果，这是不可取的。表面上来看，这仅仅是为了美丽，其实是心理缺乏自信的表现，此时应该从其他方面重建自信，而不是苛求自己的身体。

10 我为什么总是减了吃，吃了胖，胖了减，无法摆脱这个恶性循环？

有的人有压力或郁闷时就想吃东西，吃东西时把减肥抛到九霄云外，暴食一顿后又开始内疚，整个人处在"节食—暴食—内疚—节食"这个循环中不能自拔。紧张，恐惧，不安全感，挫折感，孤独感都会引发进食的愿望，此时的进食往往是非理性的，大量的，然后产生内疚和不安，接下来会有新一轮的进食冲动，然后怀疑减肥成功的可能，甚至导致中止减肥。

要想打破这个减肥的循环魔咒，就要从心理的角度进行调整：

（1）要进行反思。要认识到节食减肥只能导致反弹，你已经经历了多次节食和反弹，现在是放弃这种减肥方式的时候了。

（2）放弃快速减肥的幻想。追求快速减肥，离不开节食，最后只能以反弹结束。给自己的减肥计划留出一定的时间，不要想着一夜暴瘦。

（3）选择科学的减肥方式。现在已经有很多被科学证明有效的减肥方式，例如限能平衡，低碳饮食，高蛋白饮食等等。只要认认真真去做，都可以顺利减肥。

11 听说 Ａ 方法能够减肥，我能不能尝试一次？

正如一口不能吃个胖子一样，肥肉也并不是在短时间内就能够消除的，单纯的一次治疗，并不能够看到非常明显的效果。之所以会提出这样的问题，是因为你对疗法还是有所怀疑，不自信，担心这次减肥也不会成功，另一种可能是担心时间或者是金钱的损失。

很多人都有这样的想法，可以理解。减肥是一个过程，除了手术之外，脂肪需要慢慢地进行代谢。在整个减肥的过程中，体重也不是直线下降的，而是具有一定的波动性，有时候处在平台期体重会一直不动，有时候下降缓慢，有时候还会波动反弹，然后再下降。

即便是可以一次性减重几斤也并不表明会一直有这样的效果。另一方面，第一次治疗体重没有下降，也并不表示后面的治疗体重不会下降。

如果你信任这种减肥方法，并对自己有信心的话，就应该完完整整的进行一个疗程。如果你对自己没有自信，或者是对这种减肥方法没有自信，还是先做好思想准备，不要轻易开始减肥。

12 我有时候并不饥饿，但就是想吃东西，这是怎么回事？

很多时候我们吃东西不是因为饿，而是馋，馋是希望通过吃东西这个过程，达到满足内心需求的目的。吃进去的东西不是为了满足身体的需要，而是满足心理上的需求。通过吃东西，可以缓解焦虑和压力，或者可以填补内心未被满足的情感空洞。有的人是因为小时候父母一直通过吃东西的方式表达对孩子的爱，孩子成人以后也往往通过吃东西来安慰自己。

还有很多人通过不停地吃来减少焦虑，获得满足，克服内心的焦虑和恐惧，但这只是暂时的解决方案。只有认真分析，并积极寻求心理师的帮助，克服心理上的饥渴和焦虑才能够妥善解决，而不是一味地责怪自己好吃懒做。

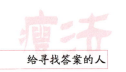

给寻找答案的人

13 我特别喜欢吃甜品，这可能是长胖的原因，我怎么办才好？

对于食物的偏爱，是来自身体和心理的渴望，一部分是我们能察觉的，一部分是我们难以察觉的，这就是意识和潜意识。饮食有特别嗜好的人常常受到地域、家庭的影响，同时与情绪和压力有关。

从地域来讲，一个无辣不欢的湖南人在上海吃饭没有辣椒也是不香的，一个爱吃甜食的上海人在东北也是很难不爱糖醋小排的。饮食的爱好也可能来源于家庭的影响，妈妈做的菜就是这个味道，尽管它是一大盘高热量食物，我也要吃光光。

还有一部分是我们的潜意识发挥了作用。比如，小时候被父母期许可以长得白白胖胖的孩子潜意识可能会选择牛奶蛋糕这类高热量食物，或者小时候觉得自己胖胖的会更有安全感，那么潜意识就会选择很多高热量的食物，尽管超重了，但是瘦下去让自己更加不开心。所以，如果是潜意识让你对某些高热量食物产生了需求，那么去修正自己潜意识的观点，会让自己的饮食偏好有所改变。如果不能深挖潜意识层面的东西，从源头上解决问题，就很难达到减肥的目的。

还有的人在压力大时特别想吃甜食。因为压力会增加皮质醇的分泌，而皮质醇会抑制血清素的分泌，当血清素下降时，就想吃甜的，使血糖快速升高，于是过多的血糖又会刺激胰岛素的分泌，使血糖一直处在不稳定的状态，导致体重上升形成恶性循环。如果属于这种情况，就要通过精神放松和缓解生活工作的压力来达到减少甜食摄入的目的。

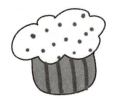

14 我下了很大决心，甚至严格要求控制饮食，为什么还没啥效果？

人不是机器，不可能一直上着发条，持续工作。比如，有人热爱工作，动机过强，废寝忘食，但是慢慢地效率就会低下来。有些减肥者急于减肥，看似把很多关于饮食运动的问题抠得非常细，但是，还是减不下来。很多时候我们要约束自己的减肥动机，把它控制在合理的范围内。

与其急于达到目标，不如提高自己的能力。比如，与其追求1个月减去10kg，不如说我如何才能减少聚餐或减少甜品的摄入。与其想要下半年能穿上那件漂亮的婚纱，不如提高管控自己合理饮食的能力和坚持运动的能力。一句话，动机适中的人反而减肥更容易成功。

15 我多次减肥，从来没有成功过，觉得自己命中注定就是个胖子，我该怎么办？

不仅仅是减肥，很多人在对某件事情多次努力后，总会得出"一切都是天意，一切都是命运，终究已注定"这样的结论，仿佛陷入了永远不能"成功"的怪圈，同时感到非常无助，甚至开始怀疑人生了。事实上，如果你有这样的感觉，并不是"真的不行"，而是陷入了"习得性无助"的心理状态。这种心理让你把失败的原因归结为自身不可改变的因素，例如命运，遗传，环境因素等，从而放弃继续尝试的勇气和信心。

要想战胜这种状态，首先要有勇气接受失败的可能性。失败总是令人不痛快的，但失败也给我们很多体验，事物总是一分为二的，要从失败中总结学习。其次，任何事情都是有方法的，失败只不过是没有找到合适的方法而已。你需要从上一次的失败中总结经验，找到一种更高效的努力方法，只有这样，一次次的尝试才是有意义的。调整好自己的心态，在心情静下来的基础上进行下一次尝试，不要在焦躁的状态下开始新的减肥计划。

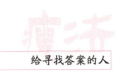

给寻找答案的人

还有一种思想就是缺乏资格感。在潜意识中存在身份认知问题，认为自己不配瘦下来，否认自己能够减肥成功，平时在语言中也多有负面词汇，认为自己做不到，否定自己的能力，在很多方面畏畏缩缩缺乏自信，然后沉浸其中走不出来，把减肥失败归结于命中注定。如果属于这种情况，就需要培养自信心，否则无法减肥成功。

16　我想一个月减 20kg，这个想法可行吗？

更快、更高、更强，是奥林匹克精神的宣言，也是大部分人减肥的想法：瘦更多、瘦更快、瘦更准。我相信这个问题大部分人都会问，我可以在多少时间减少多少斤，我希望在最短的时间内瘦最多，最好一个月能吃能喝不运动，还能瘦 5kg。那先问问自己可以接受多少程度的脱发、停经等身体的不良反应。这个世界上万事万物都是有规律的，没有白吃的午餐，不遵循规律的瘦身，一定会损害健康。所以，减肥要科学，而科学不代表高速，并且要付出努力。每个人的身体情况不一样，那么瘦多少，需要多长时间，一定是在科学的方式下，循序渐进。

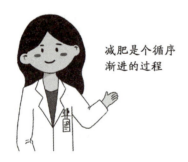

减肥是个循序渐进的过程

17　减肥之前要做好哪些心理准备？

再好的饮食和运动计划，如果不能坚持，都是一场空。而目前很多减肥计划都是致力于教人们怎么去做，而很少从心理上帮助他们做好心理减肥的准备。那么减肥之前，我们要确定减肥目标、减肥动机，在减肥过程中还要抵御减肥带来的消极心理影响。在进行减肥之前，仔细思考下列问题是非常必要的：

（1）你的减肥目标是什么？多数人对减肥有着过高的期望值，尽管他们自己也清楚很难达到梦想体重。值得思考的是，你可以接受的体重是多少，这是比较客观的体重目标。清楚自己的目标将决定你应该在减肥中采取什么样的态度和行动。

（2）你愿意花费多少时间和精力来减肥？一个正常的减肥疗程是3个月，成功地完成减肥要坚持半年，甚至更长的时间才能学习和操练一些行为习惯，并固化到日常行为中。如果是边减边看，那就不要浪费时间了，因为减肥期间的任何一个小的情况变动，或体重的波动都会影响你继续下去。减肥也是要花费精力的，你需要在百忙之中去减肥机构完成治疗，同时要按照要求改变一些行为。

（3）在减肥期间会有家庭或工作方面的变动吗？在长达3个月至半年的时间里，非常有可能有家庭或工作方面的变动。此时你原有的规律的减肥节奏可能会被打乱，提前做好准备，想好一些应对方式，可以消除生活变动对减肥产生的影响。

（4）在饮食和运动方面能否作出相应的调整并坚持？无论是哪种减肥方式，饮食和运动都是减肥的基础，认真学习怎样吃和怎样动是必需的，因为这是贯穿整个减肥过程的行为，也是避免反弹所需要的知识。如果你觉得这些知识非常麻烦，而自己有没有耐心的话，就不要开始减肥，因为即使你在初期减掉了一些体重，但迟早到来的反弹会让你感到沮丧。

18 为什么减肥难于坚持到底，容易半途而废？

你为什么要减肥？许多人只是简单地回答，减肥后可以变得更漂亮，可以穿上漂亮的衣服。其实在内心深处促使你减肥的动机绝对不是这么简单。从心理学上讲，所有的动机都可以分为两类：内在动机和外在动机。内在动机是指事情本身有趣或令人愉快而做出的行为。你做这个事不是因为你希望得到什么，而就是因为你喜欢，比如打游戏，看电影，吃甜品，睡懒觉。当

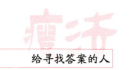

给寻找答案的人

你体验内在动机的时候，行为本身就是目的，而不是为了报酬或社会认可。这是一种享受、内在满足。

外在动机是指你因为某种外界原因做出的行为，比如为了获得别人的赞美、夸奖、名次，或者为了避免惩罚而要求自己甚至强迫自己做的事情。在减肥时，你可能因为周围人对你的评价，与其他人的比较而自愧不如。突然发现体重增加、即将到来的婚礼，这些动机只能暂时推动行动，一旦外在条件不存在，行动也会终止。

减肥这一活动是源于外在动机的，减肥的内在动机几乎为零。不仅如此，还要限制享乐的内在动机，不仅不能随心所欲的吃东西，更要通过外在动机的驱动付出运动的代价，时间精力代价，如果外在动机不太大，或无法坚持太久，享乐的内在动机对抗较强的话，减肥也就非常困难了。

19　我只不过想减几斤肉，怎么这么困难？

减肥本身是一种积极向上的生活态度。如果感觉减肥的过程非常苦恼，实际上是在减肥的思维上出了问题。如果把减肥的精力专注于几斤的体重或几块肥肉，往往会引发消极的情绪、被迫的行动和失败的结果。减肥者往往要求减肥快、减重多，而这是与健康减肥和生理机能相矛盾的，所以往往以失败而告终。俗话说，思路决定出路。思维方式也决定体重，从减肥的思维方式上，需要明确减肥要求，相信自己努力，享"瘦"才能减肥。

英国心理学家威廉·詹姆斯说："如果你想拥有一种品质，那就表现得你仿佛已经拥有了这个品质一样。"

对于减肥者来说，当你选择或决心要减肥时，就已经启动了减肥或减重的开关，无论你是饮食做了调整还是采用了某种减肥方式，与减肥相关的一切都在悄悄地进行，如果你静下来细心体会，你会发现减肥的感觉真的非常美好，食物也是非常美好，生活也是非常美好，因为你的心态在改变。

在进行健康减肥的同时，把焦点放在你的减肥行动上和这种美好的感觉上,你的身体就会持续发生变化,达到理想体形。

20 在减肥时没有明确的目标和足够的动力怎么办?

许多减肥者根本没有想好自己为什么要减肥。以生活中的经验来看,对身材管理有高要求的人更容易实现身材的管理。例如运动员,因为体重、肌肉的管理是训练的一部分,对于他们来讲,体重会影响到他们在赛场上的发挥。还有部分人是因为肥胖已经影响到生命安全了,就像戒烟一样,很多人反复戒烟反复戒不掉,但是如果某一时刻呼吸道出现严重问题了,有了"再抽烟会死掉"的需要,可能一下就戒掉了。

但在现实生活中,大部分人的工作对于身材的管理是没有要求的,体重不大会影响到减肥者的工作和事业,所以大部分人

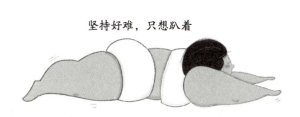

对于体重的管理不属于安全需求,更多的是升华自我。

我们前面也讲到,自我实现需求是最高级的需求,在你其他需求没有满足之前,没有太多的动力去做这件事情。所以,把自己的减肥需求合理调整一下,对自己适当的"PUA"一下,减肥会更容易。

21 我总是无法坚持减肥,容易半途而废怎么办?

心理学上认为中等强度的动机,活动效率最高,因此,明确自己减肥的动机,并把它调整到合适的强度非常重要。减肥动机与目标相结合,许多减肥者根本不考虑自己身体因素,一开始就把目标设定很高,非常不现实。常常见到体重仅有 60kg 的人,减肥目标是一周减到体重 50kg 之内。如果把自己的目标定得过高,最佳的减肥动机就会下降,毕竟目标难以实现,就像有

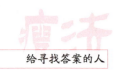

给寻找答案的人

些年轻人的躺平：目标太高，难度过大，前途无望，干脆躺平。

22 我知道为了健康应该减肥，但我觉得实现不了怎么办呢？

如果一开始就让大家去攀登珠穆朗玛峰，是不是压力会很大？这是世界第一高峰。但如果你登过家乡的小山峰，又登过黄山、泰山、嵩山……一点点增加难度，最后攀登珠穆朗玛峰就不是一件遥不可及的事情了。所以，减肥难度大不是问题，问题是能不能通过拆分成一个一个小目标去完成。很多游戏也是这样的道理，一关一关的增加难度，如果减肥是一场升级打怪的游戏，会不会到后面，有很多人都乐此不疲呢？

23 我无法改掉影响减肥的那些坏习惯，怎么办？

心理学认为行为是通过条件反射建立新刺激－反应联结而形成的，学习是一种刺激替代另一种刺激建立条件反射的过程。很多人戒烟的时候，会备着糖，想抽烟的时候，就吃糖，最后烟戒掉了，又养成了吃糖的习惯。我们借由这个心理学的知识，想想可以把吃这件事情，改成什么其他的兴趣。

习惯成自然，是我们常常讲的一句话。要养成减肥的习惯，需要我们持续做一段时间，一点点养成健康的生活习惯和行为认知是减肥的主要目标。

24 我可以在减肥达到一定目标时，给自己一个奖励吗？

孩子成绩提高，学校会颁发进步奖；打工人业绩提高，公司会颁发年终奖。同样的，我们把减肥目标分解成一个个小目标，达到每个小目标后，不妨给自己一个奖励。当然，在减肥过程中，随着体型的改变，衣服会逐渐淘汰，可选购小一号的衣服，或者自己目标体型的衣服，一来激励自己朝着这个目标减肥，另一方面，随着漂亮衣服越来越多，反而越来越舍不得放弃减肥。

注意，在减肥时不要把饮食作为奖励，因为减肥成功之后，一顿美味就有可能让你的减肥前功尽弃。

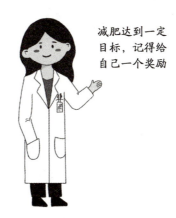

减肥达到一定目标，记得给自己一个奖励

25 如果忍不住偷吃了，需要给自己一个小惩罚吗？

俗话说，计划赶不上变化，同事邀约去吃火锅，一不小心吃多了，这可怎么办。我们前面讲到，过于自律，有时候会毁了整个减肥计划。那么，制定一个惩罚机制，可以降低自己的负罪感。所以很多人"破戒"后通过饥饿、大量运动来惩罚自己，规定自己坚持多少天不能吃饭，吃了之后就要再罚自己跑10km。

适度惩罚是有积极意义的，可以纠正自己的行为，在错误中吸取教训。但长期的、慢性的自我惩罚，有可能造成不接纳自己，讨厌自己，嫌弃自己，为自己感到羞耻，批评自己的后果。

人人都有缺点，都有犯错误的时候，无论多么不完美，都要接受自己，接受现在的自己，承认自己就是有缺陷和不完美的。重要的是在犯错误的过程中，我们学习到了什么，应该在哪些方面进行改进，下次有同样的情况如何应对。

26 我一个人减肥，从来没有成功过，是否和别人一起减肥更有动力和约束，更容易成功？

减肥有时是孤立无援的战争。虽然你从健康或美丽的角度决定采取一

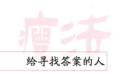

些减肥的行动,比如说减少一些饮食,但往往得不到家人或亲友的支持。他们总是劝你多吃一点,爱惜身体,或者告诉你减肥很辛苦,最好还是放弃减肥。这时如果你没有太多的主见,又不太愿意表达自己的意愿,担心会伤害到对方,就会产生暂时不考虑减肥的念头。然而,饱食后的你,又会陷入深深地愧疚和自责中。所以在减肥期间,的确需要一些周围人的理解和协助,否则他们会成为你成功减肥的障碍,甚至导致前功尽弃。

人是群居动物,找到合适的人际圈,利用好从众心理,会帮助我们做好这件事。大家坐在一起,分享自己的故事,一群有同样问题的人,相互开解,有相似经历的人,才能够感同身受。

27 我在减肥时合理饮食,但是我父母总是反对,嫌我吃得少怎么办?

一日三餐,你可能有两餐都是在家里用餐的。所以向家人讲明你的减肥计划是有必要的,不要担心他们的阻挠。一般家人都不具备营养学的知识,需要你把所学到的营养知识和他们分享,例如:营养均衡,减少脂肪摄入,保证优质蛋白摄入,多吃一些富含膳食纤维的食品。明确告诉家人要饮食清淡,减少油炸,炒菜少放油。如果你能按照营养结构进食,可以告诉他们你已经保证了合理的营养,不必担心营养缺乏。

父母所担心的,是怕减肥影响了身体健康,实际上只要你是科学饮食而不是节食,改变的是不良饮食习惯,父母也就不会担心了。

28 减肥期间同事总是用食物诱惑我怎么办?

同事一般是共进午餐的对象,也是办公室共进零食小吃的对象。在减肥期间,你有必要向大家表明你要减肥的态度,希望大家给予你一定的理解和支持,或者表明愿意和他们一起分享减肥的心得体会,这样会减少很多食物诱惑。

29 我经常和朋友一起聚餐，聚餐时怎么办？

真正的朋友一般是能理解你渴望减肥的心情的，也很容易得到来自他们的支持。可以大胆向他们表明你在积极减肥，无论是在选择餐馆的时候还是在点菜的时候，都会得到他们的支持。并且向他们推荐减肥的方法，交流减肥的体会和健康饮食的理念，不仅可以更好地执行减肥计划，还可以增进友情。

人是一切社会关系的总和。在减肥期间，你或多或少会受到环境和周围人的影响，你的亲友既有可能协助你顺利完成减肥计划，也有可能成为你减肥路上的绊脚石。所以，在减肥的同时，学会正确处理与家人、同事和朋友的关系，打造为你"加油"的减肥亲友团，最大程度上得到他们的支持，减肥就能取得事半功倍的效果。

30 我在无所事事的时候，总想吃零食怎么办？

不知道大家有没有这样的经历：一忙起来，就忘记吃饭，忘记喝水了。因此，你管不住自己的嘴，其中的一个可能就是，你不够忙。人在无聊很清闲的时候，对肠胃传递的饥饿感会更加敏感，这也是导致食欲增强，总是想吃东西的原因之一。

所以在我们想吃东西的时候不妨分散一下注意力，做一些跟吃东西没有关系的事情，或者让自己忙起来。

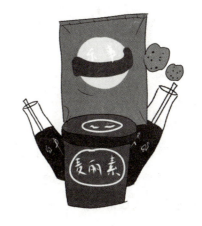

此外，当人在紧张焦虑的情况下，也常常会通过吃零食来摆脱内心的焦虑不安，从而求得心理平衡。这种情况在女性群体中最为常见，也是女生长胖的因素之一。在这种情况下，要解决紧张焦虑的问题。

31 心情不好的时候或压力大的时候想吃东西，而且会吃很多，怎么办？

不会调节自身压力的人，通过暴饮暴食以求发泄，也更有可能发胖。研究发现，有情绪性进食习惯的人，发胖的概率比非情绪性进食的人高出13倍。压力使身体负荷过度就会增加引起健康风险的不利因素，更容易沉溺于食物而不可自拔，增加了肥胖的风险。由此可见，人们把大量吞吃食物当成了一种宣泄压力的手段，从而可能导致肥胖的产生。

如果每次都能及时地认识到自己正在吃东西发泄，并且找到一个好方法阻止它继续进行，你就可以和食物建立一个友好的关系。避免或者结束情绪性进食，首先需要有科学合理的饮食结构，以满足自身的基本能量和营养需求。此外可以选择多种途径来达到减压的目的，比如说发展个人爱好，坚持运动等。

必要时可采用医学干预，请心理医生、营养师共同组成的专业团队制订减压、减重计划。还可以通过中药针灸、按摩放松获得良好的效果。如果肥胖的同时还有不同程度的抑郁，也需要采取针对性的专业治疗。

32 为什么减肥难以坚持？

意志，是为达到一个目的而做出的持续不断的努力，也就是我们所说的能不能"坚持"。减肥的成功与失败和是否能"坚持"往往被认为是最主要的因素。如果一个人减肥失败，经常会归咎于没有坚持，减肥之后出现反弹，也归咎于没能继续坚持。

坚持之所以困难是因为在减肥过程中会经历各种疑虑、诱惑和考验。比如说，还没有出现体重下降可能让你怀疑减肥方法的可行性，频频的聚餐将你带入诱惑和纠结之中，繁忙的出差打破你的减肥计划，长时间的体重平台期让你寝食难安。在减肥的漫漫旅程中，随着时间的推移，你还能保留多少减肥的热情？

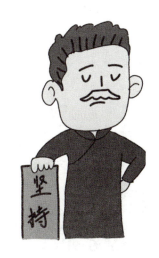

如果一种方式能够不断地在减肥过程中给予指导，在热情减弱、心理彷徨、行为懈怠的同时给予心理支持，那么这种方式就能够坚持。此时，可以利用家人支持，同伴支持或减肥管理团队的支持，保持与他们的交流和沟通，诉说自己碰到的困难，特别是获得他们的支持，这些都是非常可行的方式。

33　减肥过程中总是感到焦虑怎么办？

焦虑是对事情的担心和对未来的恐慌。例如，经常被"为什么我短时间内瘦得不多，为什么我减得这么少，我减肥减下去会不会得厌食症"之类的问题所困扰。如果在减肥过程中出现焦虑心理，可以用以下方式进行缓解。

（1）增加运动。运动这种方便、易实行的方法，可起到减轻焦虑的作用。运动本身是全面的肌肉放松训练，通过运动可使身心放松。运动也可刺激大脑分泌内啡肽，使身体愉悦。

（2）做自己喜欢的事情，让自己更有掌控感和愉悦感，也可让焦虑的情绪得到缓解。

（3）身体放松。进行身体放松可以减轻不适，让焦虑症得到缓解。通过深呼吸，可让紧张感消失，从而克服焦虑心理。

（4）适当倾诉。倾诉是解决心理焦虑的好方法，通过倾诉可以把我们内心的想法都表达出来。让被倾诉者成为你的支持者，帮你渡过难关，远离焦虑。

34　减肥过程中太自律会怎样？

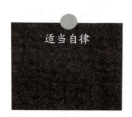

　　自律确实是一个非常好的品质，能够帮助大家减肥成功，但太过自律有时候反而会成为绊脚石。自律的人会在做事情之前定好目标，哪怕一点点的失误也会责备自己，给自己过多的惩罚，让自己不快乐，而且也会因为想太多导致方案迟迟不能开展，所以，自律虽好，但也不要太过。

35　减肥过程中信心不足了怎么办？

　　减肥成功的人相对来说意志比较坚强，但也有软弱的时候。由于减肥时间比较长，最初减肥的动机会随着时间和环境慢慢弱下来，要不要减肥，该不该减肥，已经减到平台期，是否还要继续，这些问题都会不断地浮现在脑海中，这都是很正常的现象。成功的减肥者不是毅力有多么强大，而是学会了如何处理软弱的状态，在很多情况下，这是一个能否成功减肥的分界线。

　　一般来说，出现信心不足时，及时采取一些措施可以让自己回到正常的轨道上来。

　　（1）重新思考减肥的最初动机。多数减肥者在开始减肥前是下了决心的，这个决心源于一个动机——或者是体重的增加，或者是衣服的变小，或者是腰腹部的赘肉，或者是即将到来的婚礼。深入思考为什么这些思想促进你采取了减肥的行动，如果不减肥可能会有什么样的后果，想象一下不减肥的场景，可能有助于你继续回到减肥的轨道上来。

（2）你愿意重来一次吗？没有几个减肥者愿意重新经历减肥的过程和感受，许多情况下是没有正确的减肥方式不得已而采取老方式（例如节食）反复减肥的。当你处于减肥心理软弱状态的时候，不妨问问自己是否希望陷入年年减肥年年肥的循环，如果不希望，还是努力克服一下继续坚持下去。

（3）消除削弱减肥动机的因素。是什么因素导致你不想减肥了？很多情况下是初期减肥效果不明显造成的。由于以体重作为唯一标准，体重没有变化打击减肥者的信心。健康的减肥方式往往是体重缓慢下降的，许多人因为等不及而中止了减肥或另觅他法。减肥的平台期也是一个削弱减肥动机的因素，有时候这个时期比较长，也往往导致减肥者丧失信心，再加上其他工作与生活因素的干扰，减肥动机就渐渐淡化了。所以减肥要做好长期的准备，不要拘泥一时体重的改变，在平台期，要及时采取附加的减肥措施，如果平台期中止减肥，而没有养成很好的减肥习惯，体重就会迅速反弹导致前功尽弃。

36 我心情不好时，非常容易情绪化暴食，怎么改变？

对于减肥的人来说，情绪化暴食是一个很大的挑战。很显然，长期的情绪化饮食是导致肥胖的原因之一，当然也是影响减肥的重要因素。并非所有人都易受情绪化过量进食的影响，但对那些易受影响的人来说，这种行为就会显著影响到他们的体重。

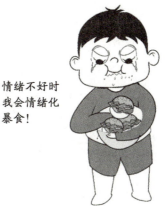

（1）防患于未然。如果你曾经有过情绪化暴食的经历，最好在减肥之前做好减肥的"应急预案"，以免在情绪不佳时手忙脚乱，纠结不已。

（2）找出引发暴饮暴食的因素、回忆情绪化饮食发生的日期、时间、地点（办公室、家中、路上等），以及想吃的食品，当时的情绪，或者当时脑海中在想的事情。

（3）准备一张随身携带的小卡片，随时记录情绪与食欲出现的情况。对自己的记录或者回忆进行分析，确定自己心情欠佳的原因。一旦你确定了自己抑郁暴食的原因，你就可以对心情进行调整，而不必单一地采用暴食来解决。